Spitzer

Frontalhirn an Mandelkern

Manfred Spitzer

Frontalhirn an Mandelkern

Letzte Meldungen aus der *Nervenheilkunde*

Mit 47 Abbildungen

Schattauer Stuttgart New York

Prof. Dr. Dr. Manfred Spitzer
Universität Ulm
Psychiatrische Klinik
Leimgrubenweg 12–14
89075 Ulm

Bibliografische Information der Deutschen Bibliothek
Die Deutsche Bibliothek verzeichnet diese Publikation in der Deutschen Nationalbibliografie; detaillierte bibliografische Daten sind im Internet über <http://dnb.ddb.de> abrufbar.

Besonderer Hinweis:
Die Medizin unterliegt einem fortwährenden Entwicklungsprozess, sodass alle Angaben, insbesondere zu diagnostischen und therapeutischen Verfahren, immer nur dem Wissensstand zum Zeitpunkt der Drucklegung des Buches entsprechen können. Hinsichtlich der angegebenen Empfehlungen zur Therapie und der Auswahl sowie Dosierung von Medikamenten wurde die größtmögliche Sorgfalt beachtet. Gleichwohl werden die Benutzer aufgefordert, die Beipackzettel und Fachinformationen der Hersteller zur Kontrolle heranzuziehen und im Zweifelsfall einen Spezialisten zu konsultieren. Fragliche Unstimmigkeiten sollten bitte im allgemeinen Interesse dem Verlag mitgeteilt werden. Der Benutzer selbst bleibt verantwortlich für jede diagnostische oder therapeutische Applikation, Medikation und Dosierung.
In diesem Buch sind eingetragene Warenzeichen (geschützte Warennamen) nicht besonders kenntlich gemacht. Es kann also aus dem Fehlen eines entsprechenden Hinweises nicht geschlossen werden, dass es sich um einen freien Warennamen handelt.

E-Mail: info@schattauer.de
Internet: http://www.schattauer.de
Printed in Germany

Umschlagabbildung: Manfred Spitzer
Satz, Druck und Einband: AZ Druck und Datentechnik GmbH, Kempten/Allgäu

ISBN 3-7945-2409-8

Vorwort

„Frontalhirn an Mandelkern“ – so ähnlich hätte es auch in Woody Allens Film *Was Sie schon immer über Sex wissen wollten* lauten können, kommunizieren doch dort die Organe miteinander wie Fluglotsen mit Piloten oder Kapitäne mit Maschinenraümen. „Augen an Gehirn: Essen steht in Reichweite“, „Gehirn an Hand: Kartoffeln mit Gabel zum Mund führen“, „Gehirn an Mund: Kauen“, „Gehirn an Magen: Verdauen“ etc. Was sich der kreative Schauspieler und Regisseur wohl kaum hat träumen lassen, ist die Tatsache, dass 30 Jahre später das Zusammenspiel einzelner Module im Zentralnervensystem aufgrund von Befunden, die mit neuesten Forschungsmethoden erhoben wurden, tatsächlich in dieser Weise interpretiert wird. Das Frontalhirn sagt dem Mandelkern, er solle sich nicht so aufregen, und je besser dies das Frontalhirn tut (je aktiver es ist), desto weniger regt sich der Mandelkern tatsächlich auf (desto inaktiver ist er). Mit dem Hippocampus springt das Frontalhirn ebenso um, wie man seit Anfang 2004 ebenfalls weiß. Beides erschien mir berichtenswert, weswegen die Geschichte „Frontalhirn an Mandelkern“ in der Zeitschrift *Nervenheilkunde* erschien, und „Frontalhirn an Hippocampus“ ein kleines Postskriptum hierzu darstellt.

Wie bei den fünf (ich kann es kaum glauben!) vergangenen Aufsatzsammlungen, entstanden die hier vorliegenden zwanzig Geschichten, Miniaturen oder einfach Nachrichten während eines, des sechsten (ich glaub es noch immer nicht!), Jahres meiner Herausgeberschaft des psychiatrischen Teils der *Nervenheilkunde*. Und wie immer geht es um kurze Diskussionen und Berichte aus dem Bereich der Neurobiologie, der aus meiner Sicht neben dem Menschen auch Gott und die Welt einschließt und daher gar nicht weit genug verstanden werden kann. Das Gehirn ist nicht ohne Grund das einzige Organ, bei dessen Transplantation wir lieber Spender als Empfänger wären: Es macht uns aus, wir *sind* unser Gehirn, jedenfalls kann ich mich nicht von meinem Gehirn trennen. Ohne mein Gehirn bin ich nicht mehr ich. Denn was mich ausmacht, steckt in meinem Gehirn. Kurz: Das Gehirn ist ein Organ, mit dem es sich zu beschäftigen lohnt.

Wer hätte gedacht, dass es Großmütter nur deshalb gibt, weil es große Gehirne gibt, dass Neuronen die Demokratie lange vor den Griechen erfunden haben, dass ein Blick ins Gehirn wirtschaftliche Entscheidungen erklärt und sogar auf soziale Prozesse wie Bestrafung, Eskalation oder Vorurteile ein Licht zu werfen vermag? Wer hätte gedacht, dass unser Gehirn so plastisch ist, dass es als Zeuge vor Gericht wenig taugt, und dass man heute schon diskutiert, was geschehen soll, wenn wir die Leistung unseres Gedächtnisses nach Belieben herauf- oder herunterregeln können? War uns klar, dass Kinder durch elektronische Medien gefährdet sind oder dass sie manchmal umso schlechter lernen, je mehr sie schon wissen? Oder wer hätte gedacht, dass sich die Beschäftigung mit neusteinzeitlichen Petroglyphen aus neuropsychiatrischer Sicht lohnt (und hier ist nicht das Cover des Buchs gemeint)?

Neurowissenschaft ist längst nicht mehr ein Randgebiet menschlicher Neugier, sondern liegt mitten im Zentrum dessen, was man kulturhistorisch als die Lösung des gegenwärtigen gesellschaftlichen Orientierungsproblems ansehen kann: Es sind unsere Gehirne, die nicht nur jeweils einzeln traurige oder fröhliche Stimmung bzw. anständiges oder kriminelles Verhalten produzieren, sondern auch Gemeinschaft, Kooperation, Mitgefühl, kollektive Bewertungen, Entscheidungen und Erinnerungen – und damit Kultur im besten Sinne des Wortes – hervorbringen.

Und wie schon in den vergangenen fünf Jahren (ich gebe das mit dem Glauben jetzt auf und akzeptiere die Tatsachen) möchte ich an dieser Stelle all denjenigen ganz herzlich danken, die mir bei meiner Arbeit helfen und ohne die ich etwa so effektiv wäre wie der Manager eines großen multinationalen Konzerns ohne Konzern. Ganz besonders gilt mein Dank auch den unermüdlichen Mitarbeitern des Schattauer Verlags und den Kollegen in der *Nervenheilkunde*, auf allen Ebenen: Herrn Bergemann, Herrn Dr. Bertram, Frau Dr. Erk, Frau Heyny, Frau Friedel, Herrn Hueber, Frau Maaß-Stoll, Frau Dr. Schürg und Herrn Prof. Dr. Dieter Soyka.

Danken möchte ich ebenfalls wieder den Kollegen, die mir in Hunderten von Zuschriften, E-Mails, Telefonaten und Gesprächen immer wieder Kritik und vor allem Ermunterung zugesprochen haben. Ich weiß, dass ich komplizierte und auch unbequeme Dinge anspreche, und ich freue mich, wenn es mir dadurch gelingt, andere Menschen zum Nachdenken anzuregen.

Ein Letztes: Medizin wird von Menschen für Menschen gemacht. Daher gibt es nicht nur in diesen kleinen Büchern immer Beiträge zu Problemen der Praxis, der Anwendung von Neurowissenschaft, sondern muss auch betont werden, dass es in der Wissenschaft, sofern sie sich an einer Klinik vollzieht, immer um das praktische Handeln am Patienten geht. Es gibt keinen Widerspruch zwischen guter Wissenschaft und guter praktischer Arbeit. Im Gegenteil: Nur wer kritisch nachdenkt und zeitlebens fragt, wird im praktischen Handeln langfristig Erfolg haben. Für all diejenigen, die mit mir in dieser Hinsicht einer Meinung sind, ist dieses Buch geschrieben.

Ulm, im Februar 2005 Manfred Spitzer

Inhalt

Großmütter

Großmütter sind wunderbare Wesen! Sie sind da, wenn man sie braucht, sie bewundern die Enkel, was auch immer sie treiben, und stopfen sie mit Süßigkeiten voll, wann immer die Eltern gerade nicht aufpassen. So viele positive Aspekte konnten bislang jedoch weder den Anthropologen davon überzeugen, Großmütter als Objekt der Beobachtung zuzulassen, noch (Evolutions-)Biologen davon abhalten, allen Ernstes die Frage aufzuwerfen, warum es Großmütter überhaupt gibt. Kurz, ungeachtet ihrer Beachtung durch die Enkel, haben Großmütter das Problem, sich nicht mehr fortpflanzen zu können, und waren daher für den seriösen Biologen oder Anthropologen – fast definitionsgemäß – nicht von Interesse.
Der rasante wissenschaftliche Fortschritt des 21. Jahrhunderts hat nun jedoch auch Oma erfasst und ihr sogleich etwas gegeben, was sie in den Augen ihrer Enkel nie brauchte: eine theoretisch fundierte und durch empirische Daten gesicherte Existenzberechtigung.
So richtig ins Rollen kam der Erkenntnisgewinn vor etwa zwei Jahren auf der weltweit ersten internationalen Konferenz über Großmütter (1) und fand in einer kürzlich in der Zeitschrift *Nature* erschienenen, die Großmutter-Hypothese bestätigenden Arbeit seinen vorläufigen Höhepunkt (4). Aber greifen wir dem Lauf der Ereignisse nicht vor, beginnen wir systematisch.
Warum gibt es Großmütter? – Solche Warum-Fragen sind ein Merkmal der evolutionsbiologischen Denkweise, die ja auch vor Fragen wie „Warum gibt es scharfe Paprika?" oder „Warum haben Hirsche große Geweihe?" nicht zurückschreckt (9, 10). *Eigentlich*, so könnte man nämlich argumentieren, dürften Großmütter gar nicht existieren: sie essen einerseits der Horde die immer knappe Nahrung weg, können sich jedoch (im Gegensatz zu Opa, zumindest prinzipiell) nicht mehr fortpflanzen. Gene, die Großmütter hervorbringen (d.h. die Lebensspanne weiblicher Lebewesen deutlich über das reproduktionsfähige Alter hinaus verlängern), dürfte es damit aus evolutionsbiologischer Sicht überhaupt nicht geben. Und wenn schon einmal eine Großmuttermutation entstanden sein sollte, dann hätte sie längst wieder durch entsprechende Selektion verschwinden müssen. Nun gibt es aber Großmütter, und genau dieses unbestreitbare Faktum wirft im Lichte der Evolutionsbiologie die Frage auf, warum dies so ist.
Hat man erst einmal die richtige Frage gestellt, ist auch schon die Antwort nicht mehr weit, wie schon Heidegger wusste (10). Wollen wir verstehen, warum Oma im tiefsten Grunde existiert, müssen wir ihren Beitrag zum Überleben der Nachkommen untersuchen. Genau dies taten Londoner Anthropologen (7) im Rahmen einer Studie an Familien in Gambia. Dort zeigte sich, dass die Anwesenheit einer Großmutter die Überlebenswahrscheinlichkeit der Enkel verdoppelte. Eine weite-

re Untersuchung von Sear und Mitarbeitern (8) hat darüber hinaus aufgezeigt, dass auch Schwiegereltern für die Fruchtbarkeit (d.h. die Anzahl der Neugeborenen pro Zeiteinheit) wesentlich sein können: Das Vorhandensein einer Schwiegermutter und zu einem geringeren Teil auch das des Schwiegervaters erhöhte die Wahrscheinlichkeit der Mutter, ein Kind zu bekommen. Ganz im Gegensatz zur Präsenz von älteren Brüdern der Mutter, die statistisch eher dafür sorgen, dass sie seltener schwanger wird.

Es ließe sich nun einwenden, dass zu früheren Zeiten die Sterblichkeit sehr hoch war und daher der Anteil älterer Menschen an der Gesamtbevölkerung zu vernachlässigen sei. Dies ist nicht der Fall. Wie gezeigt werden kann, hängt der Anteil an Frauen über 45 Jahren in der Gesamtgesellschaft praktisch nicht von der Lebenserwartung ab; in diese Messgröße geht nämlich vor allem die Säuglings- und Kindersterblichkeit ein, d.h. die Lebenserwartung ist gering, wenn viele Säuglinge und Kinder sterben. Hat man/Frau jedoch erst einmal das Erwachsenenalter erreicht, liegt der Anteil der über 45-Jährigen bei etwas mehr als 50%, unabhängig ob die Lebenserwartung 20 Jahre, 40 Jahre oder 60 Jahre beträgt (3). Es gab damit zu allen Zeiten einen nicht unbeträchtlichen Anteil an älteren Frauen in der Gesellschaft.

Im Vergleich zu anderen Primaten ist dies ungewöhnlich: So verhält sich zwar die Fruchtbarkeit bei Schimpansen ganz ähnlich wie beim Menschen in Abhängigkeit vom Lebensalter und erreicht mit etwa 30 Jahren ihren Höhepunkt, um mit etwa 45 Jahren zu enden. Die Überlebensrate weiblicher Schimpansen folgt jedoch – anders als beim Menschen – ziemlich genau deren Fruchtbarkeit, sodass in Gesellschaften frei lebender Schimpansen weniger als 3% der Tiere älter als 45 Jahre sind. Aus dieser Sicht ergibt sich erneut die Frage, wie es zur Verlängerung der Lebensspanne beim Menschen über die Zeit der Menopause hinaus kommen konnte. Zur Erklärung wird die *Großmutter-Hypothese* vorgeschlagen, die in etwa Folgendes besagt: Frauen können zum Überleben der Nachkommen nicht nur in der Rolle als Mutter beitragen, sondern auch noch danach. Sie können beim Füttern der Enkel mit fester Nahrung helfen, können auf die Enkel aufpassen und auf diese Weise der Mutter zu mehr Nachkommen verhelfen. Dies wiederum sollte Gene begünstigen, die eine verlängerte Lebensspanne nach der Menopause bewirken (2, 5). Dies klingt plausibel, allein die Frage bleibt: Stimmt es auch?

„Ja" lautet die Antwort einer Analyse von Daten aus Finnland und Kanada zum Überleben der Menschen im 18. und 20. Jahrhundert über mehrere Generationen (4). In Finnland war die Lutheranische Kirche über Jahrhunderte verpflichtet, von jeder Kirchengemeinde Daten zu Geburt, Heirat und Sterbefall der Mitglieder an den Staat zu liefern, sodass entsprechende Kirchenbücher vorliegen, die weltweit zu den besten demographischen Daten gehören, die es überhaupt zum Menschen gibt. Konkret wurden 537 Frauen, die in den Jahren 1702 bis 1823 geboren worden waren, deren 3 629 Kinder (von denen 1 186 heirateten) und 6 002 Enkelkinder untersucht. Der Zeitraum liegt vor der industriellen Revolution und vor den wesentlichen hygienischen und medizinischen Fortschritten und erlaubt Rückschlüsse auf den „Spontanverlauf" des menschlichen Lebens unter einfachen Bedingungen.

Die kanadischen Daten stammen aus vollständigen Aufzeichnungen in Kirchenbüchern der Provinz Quebec aus dem 19. und 20. Jahrhundert und schließen Frauen der Jahrgänge 1850 bis 1879 ein, die heirateten und mindestens ein Kind hatten, das seinerseits wiederum heiratete. Dies ergab 3 290 Frauen, 29 895 Kinder (von denen 16 618 heirateten und selbst Kinder hatten) und 100 074 Enkelkinder. Beide Datensätze beziehen sich auf eine ländliche Bevölkerung mit entsprechender Lebensweise in Familien, innerhalb derer die Großmütter wesentliche Funktionen beim Aufziehen der Kinder erfüllten.

Es ergab sich aus der Analyse ein deutlicher Zusammenhang zwischen Lebensspanne und Anzahl der Enkelkinder (und damit der evolutionstheoretisch verstandenen Fitness). Sowohl in Finnland als auch in Kanada (also zu verschiedenen Zeiten und an unterschiedlichen Orten) war dieser Zusammenhang etwa gleich stark ausgeprägt und lässt sich wie folgt charakterisieren: Für jedes Jahrzehnt, das eine Frau nach dem 50. Lebensjahr länger lebt, hat sie zwei zusätzliche Enkel. In Finnland hat eine mit 50 Jahren verstorbene Frau im Mittel etwa 10 Enkel, eine mit 100 Jahren verstorbene Frau dagegen 20 Enkel. In Kanada liegen die Zahlen höher (mit 50 Jahren knapp 40 Enkel, mit 100 Jahren knapp 50), der Unterschied – zwei Enkel pro länger gelebtes Jahrzehnt – ist jedoch der gleiche.

Umfangreiche Kontrollrechnungen konnten weiterhin belegen, dass dieser Unterschied nicht durch sozioökonomische Umstände oder etwa unterschiedliche Gesundheitszustände zu erklären ist. (Ein Einwand könnte beispielsweise sein, dass eine Frau, die besonders gesund ist, viele Kinder bekommt sowie lange lebt und der berichtete Effekt *aus diesem Grunde* zustande kommt. Das Argument konnte jedoch widerlegt werden, eine Korrelation zwischen der Anzahl der Kinder und der Lebenszeit existiert nicht.)

An den finnischen Daten konnte darüber hinaus gezeigt werden, dass es einen Unterschied macht, ob eine Großmutter in der Familie der Kinder-bekommenden Tochter lebt oder nicht. Lebt Oma mit im Haus des Sohnes oder der Tochter, kommen die Enkel früher (der erste im Mittel 2,4 Jahre früher), öfter (die Zeit zwischen erstem und zweitem bzw. zweitem und drittem Kind ist etwa 3 Monate kürzer) und über einen längeren Zeitraum. Auch erreichen die Enkel mit einer deutlich höheren Wahrscheinlichkeit das 15. Lebensjahr. Diese Unterschiede im Hinblick auf die Anwesenheit einer Großmutter erwiesen sich als unabhängig von Unterschieden hinsichtlich Reichtum und nahmen zu, je länger die Mütter lebten.

Da die Großmütter verschieden alt waren, wenn ihre Töchter Kinder bekamen, konnten die Autoren das Überleben der Enkel derselben Großmutter in Abhängigkeit davon, ob sie tot oder am Leben war, untersuchen. Damit konnte bewiesen werden, dass der Einfluss der Großmutter nicht über ihre gesundheitsfördernden Gene (die sie mit allen ihren Enkeln zu einem Achtel teilt), sondern über ihre tatsächliche Anwesenheit und Hilfe vermittelt war. Auch die Tatsache, dass der positive Effekt der Großmütter auf das Überleben der Enkel erst nach Beendigung der Stillzeit einsetzte, spricht für einen direkten positiven Einfluss der *aktiv der Mutter helfenden Großmutter*. Hawkes kommentiert die Befunde der Studie entsprechend: „Indem Lahdenperä und Mitarbeiter derartig viele mögliche konfundierende Variablen kontrollierten, konnten sie zeigen, dass die Hilfe, die Großmütter der Familie zukommen lassen, eine zentrale Determinante unserer Langlebigkeit darstellt." ([3], S. 129, Übersetzung durch den Autor)

Unterstützt werden diese Studien beim Menschen durch kürzlich publizierte Beobachtungen an Affen. Auch bei Gorillas kümmert sich Oma um die Enkel, wenn Mutter mal ausfällt. Besonders eindrücklich ist in dieser Hinsicht die Beobachtung von Nakamichi und Mitarbeitern (6) in einem japanischen Zoo: Als die Mutter ihr Neugeborenes liegen ließ und es nicht auf den Arm nahm, kam die Großmutter und drückte der jungen Mutter das Kind in die Hand. Sie tat dies immer wieder, bis nach etwa vier Tagen die Mutter wusste, dass man einen Säugling eben auf den Arm zu nehmen hat und dies auch von selbst tat. Großmutter hatte es ihr beigebracht, freundlich, aber bestimmt. Wer weiß, was ohne Oma aus dem Gorilla-Baby geworden wäre?

Für den Menschen jedenfalls lässt sich die Frage, was aus den Kindern würde, wenn es keine Omas gäbe, anhand der Daten aus Gambia, Finnland und Kanada eindeutig beantworten.

Aus dieser Sicht wird übrigens auch klar, warum die meisten weiblichen Mitbürger am Übergang von der Großmutter zur Urgroßmutter versterben: Sind erst einmal die Enkel aus dem Gröbsten heraus, werden aus deren Müttern selbst Großmütter. Diese Omas der nächsten Generation machen die Uromas überflüssig, weswegen es einen Evolutionsdruck gibt, der dafür sorgt, dass die Sterbewahrscheinlichkeit im Urgroßmutter-Alter zunimmt. Genau dies ließ sich anhand der Daten aus Finnland und Kanada nachweisen. In der Sprache der Wissenschaft: „That mortality rates accelerate from the time that offspring begin to terminate reproduction suggests that selection for post reproductive longevity is deferred only until a woman's own offspring finish reproducing and can become the future generation of helpers." ([4], S. 181) Auf Deutsch: Warum werden Frauen so alt wie sie eben werden und sterben dann? – Weil Oma die Uroma ersetzt! So brutal ist das Leben.

Mit diesen Untersuchungen wurde nun endlich wissenschaftlich untermauert, was kleine Kinder immer schon wussten: Großmutter tut gut; und Mütter sollten sich dies gut merken, wenn deren Mutter es mal wieder besser weiß. Und Architekten sollten damit aufhören, 80-Quadratmeter-Wohnungen für Kleinfamilien zu bauen und Altersheime für Großmütter.

Aber auch für Oma selbst sind die Erkenntnisse keineswegs neutral, hat sie erst einmal Max Weber beiseite gelegt und sich damit abgefunden, dass die Dinge und die Werte enger zusammenhängen, als es unserem einfachen kleinen Verstand zuweilen lieb ist. Aus evolutionsbiologischer Sicht jedenfalls hat Oma auf Golfplätzen ebenso wenig nichts verloren wie auf Kreuzfahrtschiffen. Ihr Platz ist an der Seite ihrer Kinder, um genau die stets freundlich-unaufdringliche, niemals besserwisserische Hilfe zu sein, wie sie es von ihrer eigenen Mutter immer gerne erlebt hätte. Die Gorilla-Oma macht es vor. Großmütter aller Länder: Macht es ihr nach!

Literatur

1. Angier N. Weighing the grandma factor. In: Dawkins R (ed). The best American science and nature writing. Boston, New York: Houghton Mifflin 2003: 1–6.
2. Hawkes K. Grandmothers and the evolution of longevity. Am J Hum Biol 2003; 15: 380–400.
3. Hawkes K. The grandmother effect. Nature 2004; 428: 128–9.
4. Lahdenperä M, Lummaa V, Helle S, Tremblay M, Russell AF. Fitness benefits of prolonges post-reproductive lifespan in women. Nature 2004; 428: 178–81.
5. Lee RD. Rethinking the evolutionary theory of aging: Transfer, not births, shape senescence in social species. Proc Natl Acad Sci 2003; 100: 9637–42.
6. Nakamichi M, Silldorff A, Bringham C, Sexton P. Baby-transfer and other interactions between its mother and grandmother in a captive social group of lowland gorillas. Primates 2004; 45: 73–7.
7. Sear R, Mace R, McGregor IA. Maternal grandmothers improve the nutrition status and survival of children in rural Gambia. Proc R Soc Lond B 2000; 267: 1641–7.
8. Sear R, Mace R, McGregor IA. The effects of kin on female fertility in rural Gambia. Evol Hum Behav 2003; 24: 25–42.
9. Spitzer M. Verlobungsringe, Parasiten und Gehirne. Nervenheilkunde 2000; 19 (7): 415–7.
10. Spitzer M. Heidegger, Chilli und das Wesen der Schärfe. In: Verdacht auf Psyche. Stuttgart: Schattauer 2003: 32–5.

Märkte für Informationen

Populationsvektoren und Politik, kollektives Wissen und virtuelles Geld

Gehirne funktionieren deswegen so gut, weil jedes Neuron eine „Meinung" hat, d.h. eine auf seiner Lerngeschichte beruhende Feuerwahrscheinlichkeit bei gegebenem Input. In Gehirnen werden diese „Meinungen" – gewichtet nach der Relevanz des Neurons für das jeweilige Problem – integriert. Das Resultat dieser Integration ist der *Populationsvektor*. Dieser repräsentiert den *best guess* des Gesamtsystems: Die jeweilige aufgrund der Erfahrung des Gesamtsystems beste Voraussage dessen, was eintreten wird, und damit auch dessen, was zu tun ist (vgl. [8]). Kurz: Neuronen votieren, liegen manchmal falsch, führen Mehrheitsentscheidungen durch und tun dies auf eine clevere, weil nach Relevanz und Erfahrung gewichtete Weise. Gehirne fällen auf diese Art Entscheidungen – in jeder Sekunde wird beispielsweise im Schnitt viermal entschieden, wohin als nächstes geblickt wird. Organismen mit zunehmend effizienteren Gehirnen haben überlebt, weil sie mit dieser Art des Entscheidens im Rahmen der gegebenen Knappheit von Zeit und Ressourcen ein Optimum bei der Entscheidungsfindung erreichen.

Könnte nicht das, was in Gehirnen seit Jahrmillionen durch die Evolution optimiert abläuft, auch für Gesellschaften gelten? Könnte nicht die Art Demokratie, die wir in unseren Köpfen herumtragen (vgl. [20]), auch für das Zusammenleben besser geeignet sein als das „Berliner Theater", dem immer weniger Menschen in irgendeinem Sinn des Wortes noch Vertrauen schenken?

Wie groß ist die Wahrscheinlichkeit, dass Osama Bin Laden bis zum Ende des Jahres gefasst wird? Dass Deutschland die nächste Fußball-Weltmeisterschaft gewinnt? Dass eine große Steuerreform von allen akzeptiert wird? Oder dass atypische Neuroleptika in einer großen Studie an 20 000 Patienten gegenüber typischen Neuroleptika besser abschneiden? – Keiner weiß es, aber viele haben eine Meinung. Der Standpunkt wird natürlich beim Einzelnen unterschiedlich fundiert sein. Ich beispielsweise könnte bei der Fußball-WM nur raten, habe jedoch bei den Neuroleptika eine klare, auf sehr vielen Einzelbeobachtungen gegründete Meinung. Wieder andere kennen sich mit Steuern gut aus und nochmals andere haben eine Vermutung bezüglich des Aufenthaltsorts von Terroristen. Wie aber kann man diejenigen, die das Wissen haben, dazu bringen, es preiszugeben?

Ganz einfach: Man bezahlt sie dafür. Die Idee ist ebenso alt wie simpel: Der *Preis* einer Sache – eine *einzige*, ganz einfache Zahl und sonst nichts – ist durch sehr viele Einflussgrößen bestimmt. Er reflektiert, was die Leute wollen und wie verfügbar die Sache ist, und bildet damit materielle und psychologische Aspekte ab, die sehr viele Millionen (zuweilen Milliarden) Menschen betreffen. Seit den Überlegungen von

Adam Smith zur „unsichtbaren Hand", die die Dinge und deren Preis regelt, haben eine Reihe von Nobelpreisträgern der Ökonomie – nicht zuletzt der Deutsche Friedrich A. von Hayek – diese Überlegungen weitergeführt. Betrachten wir ein Beispiel.

Der Preis des künftigen Verkaufswerts von Orangensaft aus Florida (der „orange juice futures market") ist mittlerweile ein besserer Prädiktor des dortigen Wetters als der offizielle nationale Wetterbericht. Denn in diesen Preis geht das Wetter und damit der Wetterbericht mit ein. (Es ist übrigens einfacher, den Wetterbericht zu prognostizieren als das Wetter; vgl. [9, 12].) Ein anderes Beispiel für die Weisheit des Marktes: Nach dem Challenger-Unglück 1986 dauerte es eine ganze Weile, bis eine Kommission herausgefunden hatte, dass das Unglück aufgrund zu kalten Wetters beim Start und dem dadurch bedingten Versagen von Gummidichtungsringen der Feststoff-Zusatzraketen verursacht worden war. Tage zuvor jedoch war die Aktie des Herstellers dieser Raketen, Morton Thiokol, bereits an der Börse als einziger Zulieferer der NASA gefallen und hatte damit – vor den Wissenschaftlern – angezeigt, dass mit den Boostern etwas nicht gestimmt hatte.

Die allgegenwärtige ökonomische Betrachtungsweise der Dinge – „gefeuert" wird nicht nur der Angestellte, sondern auch der Lover (weitere Beispiele in [19]) – hat uns daran gewöhnt, dass man an alles, *wirklich alles* (übrigens auch an die ganze Welt; vgl. [2, 5]) ein Preisschildchen kleben kann. So lassen sich auch die oben gestellten Fragen auf ganz einfache Weise in Preise ummünzen (sic!): Sie schließen einen Vertrag (sie können es auch Aktie oder Wette nennen) über 100 Euro ab. Gewinnt Deutschland die WM, dann erhalten Sie 100 Euro, gewinnt Deutschland nicht, erhalten Sie nichts. Nun schafft man die Voraussetzungen dafür, dass mit diesen Verträgen gehandelt werden kann. Wer glaubt, dass Deutschland tatsächlich gewinnt, der würde einen solchen Vertrag also durchaus für 50 Euro kaufen, und wer glaubt, dass Deutschland verliert, der wird den Vertrag gerne für 50 Euro loswerden. Der tatsächliche Vertragspreis an einem Markt mit vielen Beteiligten spiegelt so die Einschätzung sehr vieler Menschen wider, welche Chancen die deutsche Mannschaft bei der nächsten WM tatsächlich hat. Untersuchungen haben gezeigt, dass der Kurs dieser „Aktie" recht genau der tatsächlichen Chance für die deutsche Mannschaft entspricht, die WM zu gewinnen.

Wenn Sie glauben, dass diese Art des Handels mit der Wahrscheinlichkeit zukünftiger Ereignisse nichts weiter sei als ein eigenartiger Scherz, der gehe ins Netz der Netze und schaue unter Hollywood Stock Exchange, NewsFutures, oder Tradesports nach (Tab. 1). Wie dieses Handeln vonstatten geht, möge ein Beispiel illustrieren: Im Herbst 2001 wurde von NewsFutures die Aktie „Osama Bin Laden wird bis zum Ende des Jahres gefasst" zum Handel (mit Spielgeld) angeboten. Der Kurs dieser Aktie (Abb. 1) zeigte recht genau die politischen Ereignisse und deren Erfolgseinschätzung durch sehr viele Menschen. Zunächst wurde die Aktie nicht sehr hoch gehandelt, die Beteiligten schätzten die Wahrscheinlichkeit, dass der Terrorist gefasst wird, als eher gering ein. Dies änderte sich mit Beginn des Krieges in Afghanistan; der Kurs für Bin Laden (als Gefangener) ging auf einen Höhenflug; um dann gegen Ende des Jahres stark gegen Null zu tendieren.

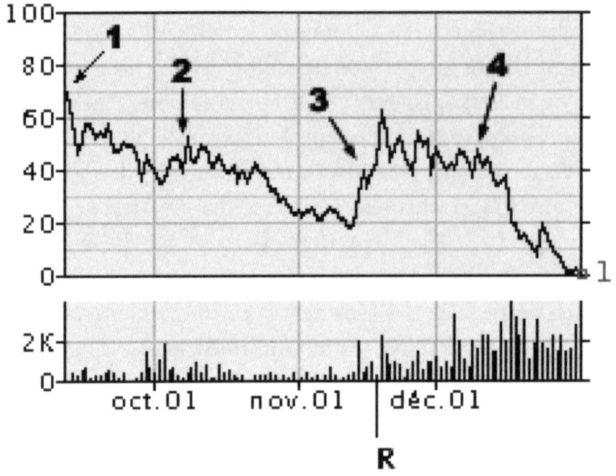

Abb. 1 Kurs (oben) und Handelsvolumen (unten) der Aktie „Osama Bin Laden wird bis zum Ende des Jahres gefasst" und damit geschätzte Wahrscheinlichkeit für dessen Festnahme (oben) sowie Handelsvolumen dieser Aktie (unten) am Markt NewsFutures. Der Markt begann am 13.9.2001 (1) und zeigte Spitzen zu Beginn der US-Bombardierungen (2) sowie beim Fall der Städte Kabul (3) und Kandahar (4). Zu Beginn des islamischen Fastenmonats Ramadan (R) zeigte das Handelsvolumen einen deutlichen Einbruch (ich danke Herrn Emile Servan-Schreiber für die freundliche Überlassung der Daten).

Auch hierzulande gibt es Erfahrungen mit Märkten für zukünftige Ereignisse: Richter und Simon (18) berichten über eine Aktivität der Wochenzeitung DIE ZEIT zur Bundestagswahl 2002. Die Politikbörse Wahl$treet hatte eine Laufzeit von viereinhalb Monaten, während der (in 180 000 Transaktionen) mit insgesamt 38,3 Millionen Aktien am „Markt" gehandelt wurde. Die Abschlussprognose der Börse lag richtig und sagte den Wahlausgang im Vergleich mit den Meinungsforschungsinstituten am zweitbesten mit einem Fehler von 0,44% voraus. Besser war mit 0,2% Fehler nur Emnid, Infratest hatte 0,8% Fehler, Allensbach lag mit 2,7% Fehler weit abgeschlagen.
Die Autoren kommentieren das Abschneiden der Meinungsbörse im Gegensatz zu Meinungsumfragen wie folgt. „Eine Stärke der ZEIT-Politikbörse war vor allem, wahlrelevante Faktoren schnell zu erkennen und in Zahlen umzusetzen. Tendenzen wurden immer mehrere Tage vor den Meinungsforschern erkannt und prognostiziert – und dies nicht nur bei ›starken‹ Themen wie Flut oder Irak-Krise. [...] Grundsätzlich können also moderne Echtzeit-Wahlbörsen jederzeit mit den klassischen Meinungsforschern mithalten. Sie bieten dabei zusätzlich zwei sehr wesentliche Vorteile: Wahlbörsen können zu jedem Zeitpunkt Prognosen ermitteln – durch den Kursverlauf stehen kontinuierlich Daten zur Verfügung – und auf wahlrelevante Ereignisse immer direkt nach deren Eintreten reagieren." (18)
Und noch ein Beispiel: Seit 1988 werden an der Universität von Iowa Märkte für zukünftige politische Ereignisse – die Wahlen in den USA – abgehalten (7): Tausende

Tab. 1 Beispiele existierender Märkte für zukünftige Ereignisse (prediction markets).

Name	Adressse	handelt mit	Währung
Hollywood Stock Exchange	www.hsx.com	wie viel welcher Hollywood-Film einspielen wird	Spielgeld
NewsFutures	http://us.newsfutures.com	zukünftige Nachrichten (fast) jeder Art	Spielgeld
Foresight Exchange	www.ideosphere.com	Wahrscheinlichkeit künftiger wissenschaftlicher Entdeckungen	Spielgeld
Iowa Electronic Markets	www.biz.uiowa.edu/iem	Ausgang politischer Wahlen	US-Dollars
Tradesports	www.tradesports.com	Ausgang von Sportereignissen	US-Dollars
Wahl$treet	www.zeit.de/2002/40/Politik/wahlstreettendenzen_26092002.html	dem Ausgang der Bundestagswahl 2002	Wahldollar

über den gesamten Erdball verstreute Teilnehmer kaufen und verkaufen an einer elektronischen Börse „Aktien", deren Wert vom Ausgang der Wahl abhängt. Die Ergebnisse dieses Marktes sind beeindruckend, sagt er doch die Wahlergebnisse mit einem Fehler von etwa 2,5% besser voraus als Meinungsumfragen. (Ein noch zu lösendes Problem von Informationsmärkten ist allerdings, dass – im Gegensatz zu Umfragen – bislang kein statistisches Maß des möglichen Messfehlers angegeben werden kann; für eine Diskussion hierzu vgl. [3, 4].) In gleicher Weise hat die Hollywood Stock Exchange in den letzten 7 Jahren die Gewinner eines Oscars besser vorhergesagt als die besten Filmkritiker (11).

Damit ist das Wesentliche an Märkten für zukünftige Ereignisse auch schon ausgemacht: Es geht nicht darum, dass Einzelne gewinnen oder verlieren, sondern darum, dass der Trend am Markt insgesamt eine klare und möglicherweise die bestmögliche Vorhersage dessen abgibt, was *tatsächlich* geschehen wird. Wenn viele Menschen mit der Zukunft handeln (und als Nebenprodukt die besten etwas Geld damit verdienen), sagt dieser Handel die Zukunft besser voraus als irgendwer sonst. Man kann solche Vorhersagemärkte (prediction markets) daher durchaus als Informationsquellen betrachten und sie als Entscheidungshilfe verwenden. Berg und Rietz (3, 4) zeigen am Beispiel des bereits erwähnten Iowa Electronic Markets für die Präsidentenwahlen eindrucksvoll, wie die Parteien diese Märkte bei der Vorauswahl ihrer Kandidaten besser hätten nutzen können.

Voraussagemärkte unterscheiden sich also im Grunde nicht sehr von der Börse: Beim dortigen Handel mit *Futures* werden ebenfalls nichts weiter als Voraussagen zu Geld (oder zu Verlusten) gemacht.

Ein Unterschied scheint in der Ethik zu liegen, wenn der Markt sich auf ganz besondere Vorkommnisse bezieht. Das bekannteste Beispiel hierfür ist ein Unterfangen, dessen Umsetzung so stümperhaft erfolgte, dass es zwei Tage nach seiner Veröffentlichung wieder gestrichen wurde. FutureMAP (Futures Markets Applied to Prediction) war ein Projekt des US-amerikanischen Verteidigungsministeriums, das die hier beschriebene Grundidee zur Bekämpfung des Terrorismus einsetzen wollte. Im Rahmen dieses vom Pentagon zunächst mit 850 000 Dollar geförderten Projekts sollten Märkte für terroristische Ereignisse geschaffen und beobachtet werden, um auf diese Weise das Wissen möglichst vieler Menschen anzuzapfen. Man sollte dann also beispielsweise wetten können, welcher Politiker als nächstes wo ermordet wird; später dann auch, welches Hochhaus das Ziel der nächsten Terrorattacke durch ein Passagierflugzeug werden könnte oder welches Trinkwasserreservoir am ehesten durch Terroristen vergiftet werden würde.

Obwohl das Projekt vom technischen Arm des Pentagon, der DARPA (Defense Advanced Research Projects Agency), bereits im Jahr 2001 gestartet wurde, gelangte es erst am 28. Juli 2003 an die Öffentlichkeit. Am 1. August wollte man mit der Registrierung der ersten hundert Teilnehmer beginnen. Diese sollten ab dem 1. Oktober mit künftigen Ereignissen wie der Ermordung Yassir Arafats oder der Anzahl der Selbstmordattentate in Israel probeweise handeln, sodass man mit dem Projekt ab Januar 2004 an die breite Öffentlichkeit gehen konnte (6). Die Vorstellung, dass hier mit öffentlichen Mitteln ein „terrorism futures market" bzw. ein „trade in death" gefördert wird, rief bei Politikern beider Parteien der USA stärkste Proteste gegen „eine der schlechtesten Ideen, die das Pentagon je hatte" (1) hervor (15, 16, 23).

Die Tatsache, dass der mittlerweile berentete Admiral John Pointdexter, der unter Präsident Reagan in die Iran-Contra-Affäre verwickelt war, als Chef der DARPA wesentlich an der Planung des Projekts FutureMAP beteiligt war, war wenig geeignet, das Projekt zu stützen. Im Gegenteil: „What was really striking is that on Monday people had complaints, and on Tuesday we were cancelled" sagte Robin Hanson, Professor für Wirtschaftswissenschaften und wesentlicher Kopf des Projekts FutureMAP, und fügte hinzu: „Keiner rief an um zu erfahren, worum es bei diesem Projekt überhaupt ging" (zit. nach [1], S. 2). Ein interessantes Detail der in den Tagen danach erfolgten Auseinandersetzung ist die Tatsache, dass Tradesports.com sofort eine Aktie „Pointdexter wird bis Ende August entlassen sein" für 100 Dollar anbot, die zunächst für nur 40 Dollar gehandelt wurde, deren Preis jedoch mit Zunahme des öffentlichen Skandals wuchs. Bereits am 31. Juli war die Aktie auf 80 Dollar geklettert und stieg am 12. August – dem Tag, an dem Pointdexter seinen Rücktritt erklärte – auf 96 Dollar (25).

Dieses kleine Detail zeigt, wie gut die Idee eigentlich war: Neue Information hat praktisch sofort Einfluss auf den Preis, der damit, wie Adam Smith schon wusste, die Meinung sehr vieler Menschen weitaus besser repräsentieren kann als irgendeine Meinung irgendeines Experten. Wer Skrupel hat beim Handeln und Wetten mit Leben und Tod, der zupfe sich nur kurz an der eigenen Nase! Ein jeder, der beispielsweise während des Irak-Krieges an der Börse gehandelt hat, machte Vorhersagen im Hinblick auf den Krieg: Wer glaubte, der Krieg ist bald vorbei, kaufte Aktien; wer dachte, der Krieg

zieht sich in die Länge, verkaufte Aktien und kaufte Gold. Und auch wer mit Öl handelte, machte letztlich nichts weiter, als Wetten auf die Zukunft von Saddam Hussein abzuschließen (vgl. [21]).
Im Grunde ist jede Versicherung nichts anderes als der Abschluss einer Wette: Wer in eine Krankenkasse einzahlt oder in eine Lebensversicherung, der wettet, dass ihm etwas zustößt, und die Versicherung wettet dagegen. Wenn nichts passiert, gewinnt die Versicherung den Einsatz, wenn aber etwas Schlimmes geschieht, gewinnt man die Wette und die Versicherung zahlt. So mancher Immobilieneigentümer überlegt sich derzeit, ob er nicht sein Hochhaus gegen Terroranschläge versichern soll. Eine solche Versicherung ist letztlich nichts weiter als eine Wette, dass ein Terroranschlag geschieht, wobei wiederum die Versicherung dagegen hält. Die Wenigsten haben etwas gegen diese Form des Wettens.
Die Argumente für die Sinnhaftigkeit von Informationsmärkten für zukünftige Ereignisse werden von Pennock (14) sehr klar zusammengefasst: „... markets provide accurate predictions: more accurate than most other forecasting tools we have. Markets offer a way to tap into the collective wisdom of the population. Markets don't care who is the loudest, who is the most aggressive, who is the most powerful, or who is the most persuasive; markets only care about accuracy. Those who have better information and can better predict the future win. Those with poor information or poor abilities to process information lose. In this way, the good information filters to the top, yielding forecasts that reflect about as good a vision of the future as can be found by any other means. This kind of cold indifference to personalities is often exactly what is needed to uncover the truth. The ability of markets to provide unbiased forecasts is not just speculation: it is borne out by countless scientific investigations..."
Märkte für Informationen sind deshalb sinnvoll, weil im Gegensatz zu Umfragen jeder Teilnehmer nicht gelangweilt ein paar Kreuzchen auf einem Stück Papier macht, sondern sein Wissen so gut es geht für sein eigenes Interesse einsetzt. Dies ist nicht verwerflich, sondern der anerkannte Motor unserer Gesellschaft. „People put their money where their mouth is", sagt ein bekanntes Sprichwort und mit „wenn es ums Geld geht, hört der Spaß auf", kommentieren wir auf der anderen Seite des Ozeans.
Dass virtuelle Realität und wirkliches Geld durchaus zusammenhängen, zeigt die Tatsache, dass viele Spieler von Videospielen – die über das Internet verbreitet werden und bei denen Spieler Punkte sammeln können, um noch bessere Waffen zu erhalten (um immer grässlichere Gegner auf immer üblere Weise den Garaus zu machen) – bereit sind, für solche Punkte und Waffen reales Geld zu bezahlen. Dieser Trend war so unerwartet, dass ihn selbst die Spieleindustrie verschlafen hat. Tatsächlich übertrifft mittlerweile die für virtuelle Waffen zur Bezwingung virtueller Feinde aufgewendete Arbeitsleistung, umgerechnet in zu erzielende Geldbeträge allein beim Spiel EverQuest den Staatshaushalt von Syrien oder Ägypten (10).
Wenn *virtuelle* Realität und *wirkliches* Geld so eng zusammenhängen, stellt sich die Frage, ob ein ähnlicher Zusammenhang auch für die *wirkliche* Realität und *virtuelles* Geld nachzuweisen ist. Eine Studie von Servan-Schreiber et al. (17), die den

Vergleich zwischen Zukunftsmärkten mit Spielgeld und solchen mit wirklichem Geld zum Inhalt hatte, beantwortet diese Frage eindeutig (und unerwarteterweise) mit Ja. Betrachten wir sie daher etwas genauer.
Die Autoren verglichen die Kurse der amerikanischen Football-Spiele der Herbst-Winter-Saison 2003 der NFL (National Football League) bei den Zukunftsmärkten NewsFutures (Spielgeld) und Tradesports (Dollars). Beide Märkte zeigten erstaunlich gute Voraussagen der insgesamt 208 Spielergebnisse, wobei es zwischen ihnen *keinen* Unterschied gab: Spielgeld wirkt ganz offensichtlich genauso gut wie wirkliches Geld, um die Menschen zur Preisgabe ihrer Einschätzung zukünftiger Ereignisse zu bewegen. Der Vergleich mit 1947 selbsterklärten Experten zeigt beide Märkte am Saisonende auf den Rangplätzen 11 und 12, d.h. sie waren besser als 1935 Experten und schlechter als nur 10 Einzelindividuen. Anders gesagt lagen die beiden Märkte im Bereich der besten 1% aller Vorhersagen.
Dass die Welt nicht immer gleich versteht, wo die Vorteile einer neuen Strategie liegen können, lässt sich an vielen Beispielen der Geschichte zeigen. Auch das Pentagon hatte nichts weiter im Sinn, als einen – wie im Wissenschaftsmagazin *Science* formuliert – „social-science supercomputer out of flesh rather than silicon" ([16], S. 749) zu implementieren und seine Rechenleistung zur Abwendung von Anschlägen und damit zur Rettung von Menschenleben zu verwenden. Aber die Öffentlichkeitsarbeit dieses Projekts war miserabel und die Beispiele geschmacklos.
Wie Prädiktionsmärkte jedoch Geld sparen und Leben retten – also in sehr positiver Weise zur Entscheidungsfindung beitragen – könnten, indem man mit ihrer Hilfe das Wissen vieler Fachleute zum Wohle aller sinnvoll und sparsam einsetzt, mag folgendes Beispiel zeigen. Große Studien zur Wirksamkeit von Medikamenten sind bekanntermaßen sehr teuer und sehr zeitaufwändig. Zudem erfordern sie, dass man einen Teil der Patienten mit Placebo und damit suboptimal behandelt. Die Aussagekraft solcher Studien ist dennoch begrenzt, denn es können oft nur ausgewählte Patienten in die Studien aufgenommen werden: Das Fehlen von relevanten Begleiterkrankungen, ein bestimmter vorzuliegender Schweregrad der Erkrankung und die notwendige Einsichtsfähigkeit der Patienten sind der Generalisierbarkeit der Ergebnisse teurer Studien abträglich. Zudem basieren auch große Untersuchungen nur auf den Beobachtungen einer vergleichsweise kleinen Gruppe von Ärzten, die vielleicht aufgrund ihrer Vorbildung oder ihres Interesses bestimmte Phänomene sehen, andere dafür aber nicht. Kurz: Trotz des großen Aufwandes sind auch die heutigen methodisch sauberen Studien zu Medikamenten nur von begrenztem Wert. Hinzu kommt, dass viele Studien nicht stattfinden, obwohl ihre Durchführung sehr wichtig wäre: Es braucht nämlich immer jemanden, der eine solche Studie bezahlt, und wenn die Industrie kein Interesse hat – etwa weil die Patente abgelaufen sind oder der potenzielle Markt zu klein ist – werden auch die notwendigsten Studien einfach nicht verwirklicht.
Hier könnten Informationsmärkte Abhilfe schaffen. Wir könnten z.B. einen Markt für den Ausgang solcher Studien kreieren, etwa so wie die oben beschriebenen Märkte für Sportereignisse. Die Frage „Schneiden atypische Neuroleptika in einer großen Studie

an 20 000 Patienten gegenüber typischen Neuroleptika besser ab?" könnte dann von jedem Psychiater, Nervenarzt oder auch Hausarzt mit einschlägigen Vorerfahrungen mit dem Kauf oder Verkauf von Aktien, die den Ausgang der Studie betreffen, bewertet werden. Nehmen wir an, wir dächten uns nun zehn solcher sehr großen, sehr teuren Untersuchungen aus und ließen die Ärzte weltweit mit dem Ausgang handeln. Dann bräuchten wir nach den bisherigen Erfahrungen mit Prädiktionsmärkten die Studien nicht mehr durchzuführen: Der Marktpreis der Aktien würde deren Ergebnis sehr genau (nach den bisherigen Erfahrungen mit einem Fehler von 1–2%) voraussagen. Damit das Ganze jedoch nicht seinen Witz verliert, müsste mindestens eine der zehn Studien, bestimmt durch Losentscheid, nach Abschluss des Marktes tatsächlich durchgeführt und die jeweiligen Aktien dann auch tatsächlich ausbezahlt werden. Da jeder sich an allen Studien beteiligen kann, hätte dadurch keiner wirklich verloren. Wichtig ist, dass man die Ergebnisse von 10 Studien zum Preis von einer erhält.
Aber könnten nicht große Firmen durch Manipulationen an dieser neu geschaffenen Informationsbörse ihr Produkt in ähnlicher Weise puschen, wie man das auch schon mit dem Silberpreis oder anderen Spekulationsobjekten an der realen Börse gemacht hat? – Hier kommt nun das virtuelle Geld ins Spiel. Da gezeigt wurde, dass die Märkte mit Spielgeld ebenso gut funktionieren wie mit realem Geld, könnte man jedem Teilnehmer am Markt (also z.B. jedem Facharzt einer bestimmten Fachrichtung) eine Summe Spielgeld aushändigen, die er für die ihn interessierenden Studien einsetzen kann. Dadurch ist ausgeschlossen, dass einzelne Individuen (oder Firmen) größere Summen manipulativ einsetzen können. Gewiss: Wer öfters richtig liegt mit seinen Einschätzungen, wird langfristig Spielgeld anhäufen. Das kann er gegen ein Fahrrad, Bücher, CME-Punkte oder Ähnliches eintauschen oder zu weiteren Spekulationen verwenden. Dies wiederum führt langfristig dazu, dass diejenigen Kollegen mit viel klinischer Erfahrung mit bestimmten Medikamenten besser am Markt abschneiden, damit über mehr Spielgeld verfügen und somit wiederum den Preis am Markt etwas stärker beeinflussen werden. Derjenige mit den erfolgreichsten Voraussagen hätte also langfristig eine etwas gewichtigere Meinung.
Ich kann mir nur schwer ein transparenteres und kostengünstigeres System zur Einschätzung medizinisch-therapeutischer Verfahren denken als einen entsprechenden Prädiktionsmarkt. Schade, dass sich weltweit mehr Menschen für den Ausgang von Ballspielen interessieren als für den Ausgang von Studien, deren Ergebnisse letztlich über Leben und Tod entscheiden. Aber vielleicht wird sich das ändern. Dann würde die Gesellschaft als ganze ähnlich gut funktionieren wie ein Gehirn. Jeder würde zu wichtigen Entscheidungen das Seine beitragen, nach seinen Erfahrungen und seinen Fähigkeiten wäre er nicht nur ein Teil der Population, sondern auch des Populationsvektors, der im Hinblick auf ein Problem jeweils in eine bestimmte Richtung weist und damit zeigt, wo es langgeht.
Ich glaube nicht, dass die hier vorgestellten Gedanken in naher Zukunft in irgendeiner Weise relevant werden. Ich denke jedoch, dass wir nicht an ihnen vorbeikommen, wenn wir eine ferne Zukunft erleben wollen.

Literatur

1. Ballingrud D. Wanna bet? It was one of the worst ideas the Pentagon ever had. And it might have worked. St. Petersburg Times 14.9.2003.
2. Balmford A et al. Economic reasons for conserving wild nature. Science 2002; 297: 950–3.
3. Berg JE, Rietz TA. Prediction markets as decision support systems. Information Systems Frontiers 2003; 5 (1): 79–93.
4. Berg J, Nelson F, Rietz T. Accuracy and forecast standard error of prediction markets. Working Draft 2003.
5. Costanza R, d'Arge R, de Groot R et al. The value of the world's ecosystem services and natural capital. Nature 1997; 387: 253–60.
6. Dougherty C. Pentagon dumps futures market on global terror. San Diego Union Tribune 30.7.2003.
7. Forsythe R, Rietz TA, Ross TW. Wishes, expectations and actions: a survey on price formation in election stock markets. Journal of Economic Behavior & Organization 1999; 39 (1): 83–110.
8. Glimcher PW. Decisions, uncertainty, and the brain. The science of neuroeconomics. Cambridge, MA: MIT Press 2003.
9. Jones N. The weather profits. New Scientist 2003; 179 (2407): 42–44.
10. Jordan J. Reality Cheque. New Scientist 2003; 179 (2405): 44–46.
11. Kambil A. You can bet on idea markets. Harvard Business School Working Knowledge 1.12.2003.
12. Oldenborgh GJv. Forecast forecasts. New Scientist 2003; 177 (2376): 23.
13. Pennock DM et al. The real power of artificial markets. Science 2001; 291: 987–8.
14. Pennock DM. The good side of the terror futures idea (yes, there is one). http://dpennock.com/pam.html
15. Said C. Pentagon to start futures market for terror attackss. WAGERING: Concept is based on a legitimate theory. San Francisco Chronicle 29.7.2003.
16. Seife C. ›Terrorism Futures‹ could have a future, experts say. Science 2003; 301: 749.
17. Servan-Schreiber E et al. Prediction Markets: Does money matter? Draft Paper 2003.
18. Richter S, Simon F. Tendenzen und Ergebnisse nach Abschluss der ZEIT-Wahlbörse. Die Zeit 40/2002 (www.zeit.de/2002/40/Politik/print_wahlstreettendenzen_26092002.html).
19. Spitzer M. Lebendige Sprache. Nervenheilkunde 2001; 20 (7): 362–4.
20. Spitzer M. Selbstbestimmen. Gehirnforschung und die Frage: Was sollen wir tun? Heidelberg: Spektrum Akademischer Verlag 2003.
21. Surowiecki J. Decisions, decisions. The New Yorker 24.3.2003.
22. van Oldenborgh GJ. Forecasting forecasts. New Scientist 2003; 177 (2376): 23.
23. Varian HR. A good idea with a bad press. The New York Times 31.7.2003.
24. Wolfers J, Zitzewitz E. The future over ›Terrorism Futures‹. The Washington Post 31.7.2003.
25. Wolfers J, Zitzewitz E. Prediction Markets. Draft Paper 2003.

Epilog: Der Markt ist schon weiter...

Manchem mag die vorstehende Vignette sehr zynisch erscheinen: „Mit dem Tod handeln – das ist doch das Letzte!“, mögen sie gedacht haben. Habe ich auch. Aber die Realität ist anders, viel grausamer und konkreter als man dächte. Es wird längst mit all dem gehandelt, eben an der Börse, ganz normal und ganz alltäglich.

Wer es nicht glaubt, dem sei ein Artikel des *Wall Street Journal* (WSJ) vom 22. März 2004 ans Herz gelegt, der – als einer von vielen, an dem sich dies illustrieren ließe – klar zeigt, wie die Wirtschaft Informationen jeglicher Art auf ihre Weise verdaut. „Prices edge up on al Qaeda report“, hieß es in der Überschrift (schwer zu übersetzen), und es ging um die Auswirkungen der Nachrichten von der angeblichen Umzingelung und kurz bevorstehenden Gefangennahme des zweiten Chefs der Terror-Gruppe in Pakistan. Ein Börsenhändler in London wurde mit den folgenden Worten zitiert: „Der Markt hat Mühe damit, diese Informationen mit dem richtigen Wert zu versehen, was die Möglichkeit falscher Kursanstiege in naher Zukunft in sich birgt... Wir brauchen eine solide Bestätigung der Gefangennahme, damit die Börsenindikatoren einen sinnvollen Sprung nach oben machen.“

Mit anderen Worten: Wenn sonst nichts los ist auf den Märkten (wie in diesem Artikel des Weiteren berichtet), dann reagiert die Börse eben besonders feinfühlig auf Nachrichten aus anderen Bereichen. Und so kann es in der global-ökonomisch vernetzten Welt geschehen, dass ein ganz normales Wertpapier im Kurs steigt oder fällt, weil irgendwo in der Wüste von Pakistan ein Schurke seinen Häschern ins Netz ging oder nicht.

Damit ist nicht nur ist „Bin Laden“ z.B. in den Vereinigten Emiraten ein auf vielen Baustellenschildern zu sehender Name (wie bei uns etwa „Holzmann“ oder

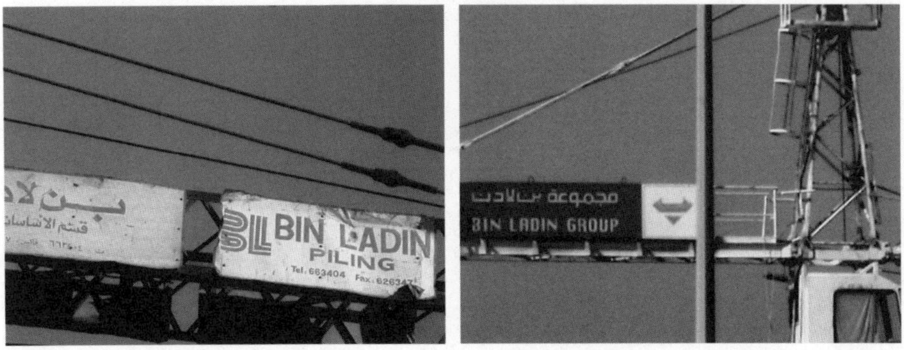

Abb. 1 Aufnahmen aus dem Jahr 2003 einer beliebigen Baustelle in den Vereinigten Emiraten. Das „Bin-Laden-Schild“ fand sich auf Schritt und Tritt.

„Heidelberger Zement"; vgl. Abb. 1), der zum ganz normalen Alltag dort gehört; auch gehört es zu unserem ganz normalen Alltag, dass die Einschätzungen von terroristischer Aktivität irgendwo auf der Welt die wirtschaftliche Entwicklung beeinflussen – bis hin zu den in Aktien angelegten Ersparnissen vieler Bürger für die Versorgung in der Zukunft.
Fazit: Wir handeln längst mit Informationen – ob wir wollen oder nicht. Nur haben wir uns an den Gedanken noch nicht gewöhnt und deswegen tun wir noch so, als würden wir „nur" wirtschaftlich handeln. Wir lügen uns also in die Tasche. Die Welt wird dadurch nicht besser!

Literatur

Daly M. Prices edge up on al Qaeda report. The Wall Street Journal Europe, 22. März 2004, S. M5.

Frontalhirn an Mandelkern ...

Netzwerke für Emotionsregulation und Gedächtniskonsolidierung

Diese Satire ist uns nicht nur aus dem Film von Woody Allen (1) bekannt: Der Körper wird als Netzwerk von Einheiten betrachtet, die jeweils durch Menschen dargestellt werden. „Augen an Gehirn: Essen steht in Reichweite", „Gehirn an Hand: Kartoffeln mit Gabel zum Mund führen", „Gehirn an Mund: Kauen", „Gehirn an Magen: Verdauen" etc. Wer hätte gedacht, dass sich das Zusammenspiel einzelner Module im Zentralnervensystem auf eine Weise abspielt, die der beschriebenen Satire gar nicht so unähnlich ist?
Im Folgenden sei dies an zwei Beispielen erläutert, die beide für das Verständnis alltäglicher Phänomene und klinischer Sachverhalte von großer Bedeutung sind, die Regulation von Emotionen einerseits und die Konsolidierung von Gedächtnisinhalten andererseits.

Emotionsregulation

Das Zusammenspiel von Gefühlen und dem Verstand ist komplex: Wir können uns „kopfgesteuert", willentlich und mithilfe des Verstandes (man könnte auch sagen: durch rein kognitive Prozesse) in Gefühlszustände hineinversetzen. Zuweilen werden wir jedoch auch von Emotionen überwältigt; dann wiederum gelingt es uns manchmal, uns „im Zaum zu halten" bzw. uns „zusammenzureißen", wenn die Umstände es verlangen. Aus psychiatrischer Perspektive sind die hierbei beteiligten Prozesse außerordentlich interessant, scheinen sie doch bei Depressionen und Angststörungen – um nur die beiden zahlenmäßig Wichtigsten zu nennen – gestört zu sein.
Seit geraumer Zeit wird über die Rolle des Frontalhirns für Prozesse der Steuerung und Kontrolle nachgedacht (6, 7, 10, 13, 20). Die Datenlage war jedoch heterogen, weswegen es sich lohnt, die folgende Studie zur Kenntnis zu nehmen.
Beauregard und Mitarbeiter (2) führten eine Studie an zehn gesunden Männern im Alter von 20–42 Jahren durch, denen im Scanner jeweils vier kurze Filmclips (von jeweils 39 Sekunden Länge mit 15 Sekunden Pause dazwischen) gezeigt wurden, die entweder neutral waren oder explizit sexuellen Inhalt hatten. Das Ganze geschah zweimal hintereinander mit jeweils unterschiedlichem Filmmaterial, das über die beiden folgenden Bedingungen balanciert dargeboten wurde: Im einen Fall sollten die Probanden der durch die erotischen Filme bewirkten Erregung freien Lauf lassen, wohingegen sie sich in der anderen Bedingung von den gesehenen Szenen distanzieren sollten:

„In the attempted inhibition condition, subjects were instructed to inhibit any emotional reaction to both categories of stimuli [d.h. den erotischen und den neutralen Filmchen]. These instructions meant that the subjects had to voluntarily decrease the intensity of the sexual arousal felt in reaction to the erotic film excerpts. To accomplish that goal, subjects were encouraged to distance themselves from these stimuli, that is, to become a detached observer. They were also instructed to look at the stimuli directly during both experimental conditions." ([2], S. 2)

Subjektive Angaben direkt nach der Untersuchung zeigten zunächst, dass diese Interventionsstrategie zu wirken schien: Auf einer Skala von 0 bis 8 (0 = keinerlei emotionale Regung; 8 = die stärkste je erlebte emotionale Regung) beurteilten die Versuchspersonen ihre sexuelle Erregung im Mittel mit 5 (Bedingung *sich gehen lassen*) bzw. mit 2 (Bedingung *Gefühle hemmen*), d.h. signifikant ($p < 0{,}005$) verschieden.

Die Analyse der funktionellen Bilddaten ergab Folgendes: Im Gegensatz zu den neutralen Filmen aktivierten die erotischen Filme – betrachtet unter der Bedingung, den Gefühlen ihren Lauf zu lassen – den rechten Mandelkern, den rechten anterioren Temporalpol und den Hypothalamus (Abb. 1). Aufgrund der bekannten Verbindungen zwischen Amygdala und Hypothalamus, der als hormonelles Effektorgan der Emotionsverarbeitung angesehen werden kann, macht die gemeinsame Aktivierung beider Strukturen funktionell Sinn. Nicht anders steht es um die Verbindungen der Amygdala mit dem Temporalpol, der an der emotionalen Färbung subjektiver Erfahrungen beteiligt ist. Das Netzwerk aus Mandelkern, Hypothalamus und Temporalpol sorgt damit für den bewertenden, hormonellen und subjektiv erlebten Aspekt der emotionalen Veränderungen bei sexueller Erregung.

Dieses Netzwerk steht jedoch ganz offensichtlich seinerseits nochmals unter dem Einfluss frontaler kortikaler Bereiche: Seine Aktivierung war in der Bedin-

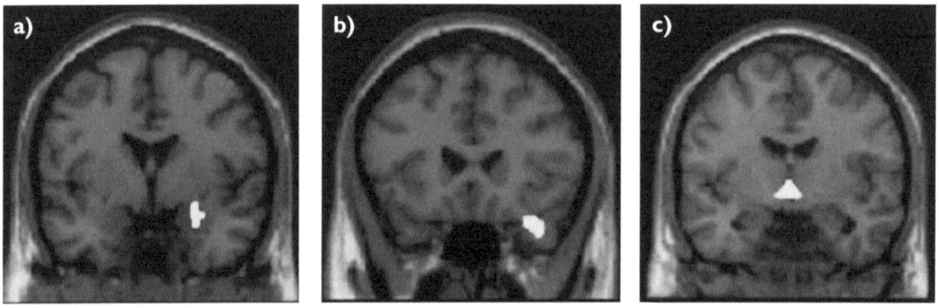

Abb. 1 Erotische Filme aktivieren (a) den rechten Mandelkern, (b) den rechten anterioren Temporalpol (Brodmann Areal [BA] 38) und (c) den Hypothalamus, wenn die Versuchspersonen den Gefühlen ihren Lauf ließen. Sollten die Gefühle gehemmt werden, war die Aktivierung dieser Bereiche nicht mehr nachweisbar.

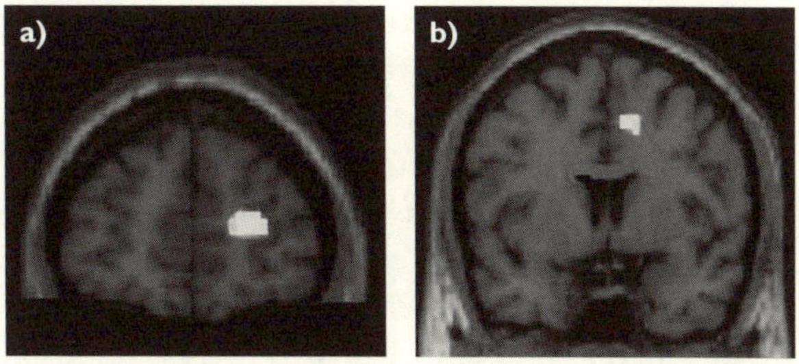

Abb. 2 Sollten die Gefühle beim Betrachten erotischer Filme gehemmt werden, führte dies zu Aktivierungen (a) im rechten superioren frontalen Gyrus (BA 10) und (b) im rechten anterioren Gyrus cinguli (BA 32).

gung, die Gefühle zu hemmen bzw. sich von den Emotionen zu distanzieren, nicht mehr nachweisbar (selbst dann nicht, wenn das statistische Kriterium für einen signifikanten Unterschied auf $p < 0,1$ gelockert wurde). Unter dieser Bedingung waren jedoch der rechte superiore frontale Gyrus und der rechte anteriore Gyrus cinguli aktiv (Abb. 2), also frontale kortikale Strukturen, die in Planungs-, Kontroll- und Hemmprozesse involviert sind (10).

In einer weiteren Studie untersuchte die gleiche Arbeitsgruppe (8) an 20 männlichen Probanden mit der prinzipiell gleichen Methodik die Fähigkeit zur Unterdrückung von Trauergefühlen. Wieder dienten Videoclips (von 48 Sekunden Länge mit 15 Sekunden Pause danach) als Stimulationsmaterial und wieder gab es die Bedingungen „sich gehen lassen" und „die Gefühle hemmen". Deren Effekt fiel nach dem Experiment in der Selbstbeurteilung hoch signifikant aus: Die mittlere Traurigkeit auf einer Skala von 0 bis 8 betrug 5,15 bzw. 1,85 ($p < 0,0001$). Erneut zeigten sich bekannte Areale der Affektverarbeitung in der Bedingung, den Gefühlen ihren Lauf zu lassen. Diese Areale waren in der Bedingung „Gefühle hemmen" weniger oder gar nicht aktiviert, wohingegen der rechte dorsolaterale präfrontale Kortex (BA 9) – eng benachbart, und bei Einzelfallanalyse überlappend mit, dem rechten superioren frontalen Gyrus (BA 10) – beteiligt war.

Ebenfalls aktiviert war in dieser Bedingung der rechte orbitofrontale Kortex. Dieser Bereich des präfrontalen Kortex enthält die dichtesten und direktesten reziproken Verbindungen mit dem Zentralkern der Amygdala, erhält also seinen Input von und sendet seinen Output zu dieser Struktur (3). Klinisch-neuropsychologische Studien zeigen, dass der orbitofrontale Kortex Hemmprozesse ausübt, um zielgerichtetes Verhalten zu ermöglichen und Interferenz durch andere Bestrebungen oder Veraltensalternativen zu unterdrücken. Auch scheint die Emotion des Bereuens (die ja ihrerseits das Einbeziehen von Alternativen ins Handlungskalkül und deren nachträgliche bessere Bewertung impliziert) aufs Engste mit ihm verknüpft zu sein (4).

Die Befunde sind aus mehreren Gründen bemerkenswert:

1. Die Strukturen konnten identifiziert und in ihrem Zusammenspiel beobachtet werden, die an emotionalen Prozessen und deren bewusster Kontrolle beteiligt sind.

2. Es wird deutlich, was bei einem Ausfall oder einer Minderfunktion einer dieser Strukturen geschehen würde.
3. Hervorzuheben ist, dass die Daten auch bei der Analyse einzelner Personen ähnlich waren, sich die Methode also für die Untersuchung einzelner Personen (wenn auch noch nicht im klinischen Rahmen) eignet.

„Frontalhirn an Mandelkern: cool bleiben!" – Vielleicht funktioniert die Emotionsregulation im Normalfall wirklich so ähnlich und vielleicht ist genau dieser Mechanismus bei der einen oder anderen Form von Psychopathologie gestört.

Gedächtniskonsolidierung

Die Vorgänge der Konsolidierung und Rekonsolidierung von Gedächtnisinhalten wurden bereits mehrfach thematisiert (16–19). Seit etwa zehn Jahren erscheinen immer wieder Arbeiten, die in etwa folgendes Szenario nahe legen: Ein einzelnes Faktum wird zunächst im Hippocampus gespeichert, verbleibt jedoch nicht dort, sondern wird innerhalb von Tagen, Wochen oder Monaten langfristig im Neokortex gespeichert (11, 12, 21). Maviel und Mitarbeiter (9) konnten durch Experimente an Mäusen das hieran beteiligte Netzwerk neokortikaler Areale identifizieren.

Mäuse lernten zunächst, wie in vielen derartigen Experimenten üblich, ein Labyrinth. Einen Tag und 30 Tage danach wurde die Expression zweier so genannter „immediate early genes" (c-fos und zif268) im Kortex der Tiere gemessen bzw. lokalisiert. Man weiß, dass die Aktivierung dieser Gene für die Prozesse synaptischer Plastizität von Bedeutung ist: Mittels c-fos-knock-out-Mäusen, bei denen das Gen nur im ZNS nicht mehr funktionstüchtig war, konnte gezeigt werden, dass die Tiere ein normales allgemeines und emotionales Verhalten zeigen, jedoch ein spezifisches Defizit bei der Konsolidierung hippocampal vermittelter Lernprozesse aufweisen (5). Denn diese Konsolidierung ist kurzfristig durch biochemische, langfristig jedoch durch strukturelle Prozesse bedingt, die ihrerseits auf der Synthese neuer Proteine (also auf Transkription und Translation) beruhen.

Es zeigte sich in dieser Untersuchung insgesamt eine zwischen Tag 1 und Tag 30 signifikante Zunahme der Anzahl der Neuronen, die beim Wiedererinnern die genannten Gene c-fos und zif268 exprimieren. Diese Expression war regional spezifisch und betraf den präfrontalen Kortex sowie den anterioren Gyrus cinguli (beide Gene) sowie den retrosplenialen Kortex (nur zif268). Dieser ist an der Verarbeitung von Rauminformationen beteiligt (14) und besitzt Verbindungen zu präfrontalen Arealen (15).

Da sich die Gedächtnisleistung der Tiere am Tag 1 und Tag 30 nicht signifikant unterschied, kann man folgern, dass die kortikalen Areale „eine gesteigerte funktionale Rolle spezifischer neokortikaler Regionen bei der Einspeicherung und beim

Abruf im Langzeitgedächtnis spielen", wie die Autoren formulieren ([9], S. 97). Um den Verdacht zu erhärten, dass die Aktivierung der frühen Gene tatsächlich die Neubildung von Synapsen zur Folge hat, wurde die kortikale Expression eines Marker-Proteins für neu gebildete Synapsen (growth associated protein 43, GAP-43) in Abhängigkeit vom Behaltensintervall (1 versus 30 Tage) untersucht. Sowohl im anterioren Gyrus cinguli als auch im präfrontalen Kortex war dieses Protein nach 30 Tagen gesteigert, sodass die vermehrte Aktivität der frühen Gene tatsächlich als Ausdruck von Synapsenbildung betrachtet werden kann.

Eine weitere Beobachtung war in diesem Zusammenhang von Bedeutung: Im parietalen Kortex, der bekannterweise in die Verarbeitung raumbezogener Informationen einbezogen ist, wurde am Tag 30 im Vergleich zu Tag 1 eine Verschiebung der Verteilung neuronaler Aktivierung (wieder gemessen mittels der Expression von c-fos und zif268) von tiefen kortikalen Schichten (V und VI) in Richtung auf oberflächlicher gelegene kortikale Schichten (II, III und IV) festgestellt. Die Zellen dieser Schichten haben vor allem kortiko-kortikale Verbindungen, sodass es denkbar ist, dass sie diese neu formieren und dadurch die Informationen langfristig speichern. Mit den Worten der Autoren: „Zusammen mit der Rekrutierung des retrosplenialen Kortex zeigt die schichtenspezifische Reorganisation der Aktivierung im parietalen Kortex die funktionelle Beteiligung dieser Regionen an der assoziativen Verarbeitung komplexer visuo-spatialer Repräsentationen, einschließlich des langsamen Aufbaus extrahippocampaler räumlicher Karten." ([9], S. 98)

Interessant ist in diesem Zusammenhang noch der Befund, dass die Aktivierung des Hippocampus entsprechend abnimmt, je mehr – so lässt sich annehmen – dessen Repräsentationen von kortikalen Arealen übernommen werden.

Damit zeigt diese Untersuchung insgesamt sehr klar ein bereits vor etwa zehn Jahren (11) aufgrund von ganz allgemeinen Überlegungen zu neuronalen Netzwerken postuliertes Zusammenspiel einzelner Module mit jeweils spezifischer Funktion. Der Hippocampus kann aufgrund seiner externen Konnektivität und seiner spezifischen internen Architektur einzelne Informationen (Orte, Namen, Ereignisse) rasch speichern, gibt seine Informationen jedoch im Rahmen von Konsolidierungsprozessen in den Tagen und Wochen danach (beim Menschen wahrscheinlich bis Monate und Jahre, vgl. [11]) an kortikale Areale weiter, wo sie langfristig gespeichert werden. „Hippocampus an Neokortex..."

Literatur

1. Allan W. Was sie schon immer über Sex wissen wollten. Hollywood/Los Angeles: United Artists 1973.

2. Beauregard M, Lévesque J, Bourgouin P. Neural correlates of conscious self-regulation of emotion. J Neuro 2001; 21 (18): RC165.
3. Beauregard M, Lévesque J, Paquette V. Neural basis of conscious and voluntary self-regulation of emotion. In: Beauregard M (ed.). Consciousness, emotional self-regulation and the brain. Amsterdam, Philadelphia: John Benjamins Publishing Company 2004; 163–94.
4. Camille N, Coricelli G, Sallet J, Pradat-Diehl P, Duhamel J-R, Sirigu A. The involvement of the orbitofrontal cortex in the experience of regret. Science 2004; 304: 1167–70.
5. Fleischmann A, Hvalby O, Jensen V, Strekalova T, Zacher C, Layer LE, Kvello A, Reschke M, Spanagel R, Sprengel R, Wagner E, Gass P. Impaired long-term memory and NR2A-type NMDA receptor-dependent synaptic plasticity in mice lacking c-fos in the cns. J Neuro 2003; 23: 9116–22.
6. Harlow JM. Recovery from the passage of an iron bar through the head. Publications of the Massachusetts Medical Society 1868; 2: 327–74.
7. Karama S, Lecours AR, Leroux J-M, Bourgouin P, Beaudoin S, Beauregard M. Areas of brain activation in males and females viewing of erotic film excerpts. Human Brain Mapping 2002; 16: 1–13.
8. Lévesque J, Eugène F, Joanette Y, Paquette V, Mensour B, Beaudoin G, Leroux J-M, Bourgoin P, Beauregard M. Neural circuitry underlying voluntary suppression of sadness. Biological Psychiatry 2003; 53: 502–10.
9. Maviel T, Durkin TP, Menzaghi F, Bontempi B. Sites of neocortical reorganization critical for remote spatial memory. Science 2004; 305: 96–9.
10. Miller EK, Cohen JD. An integrative theory of prefrontal cortex function. Annu Rev Neurosci 2001; 24: 167–202.
11. McClelland JL, McNaughton BL, O'Reilly RC. Why there are complementary learning systems in the hippocampus and neocortex: insights from the successes and failures of connectionist models of learning and memory. Psychol Rev 1995; 102 (3): 419–57.
12. McGaugh JL. Memory and emotion. London: Weidenfeld & Nicolson 2003.
13. Nauta WJH. The problem of the frontal lobe: a reinterpretation. J Psychiatr Res 1971; 8: 167–87.
14. Parron C, Save E. Comparison of the effects of entorhinal and retrosplenial cortical lesions on habituation, reaction to spatial and non-spatial changes during object exploration in the rat.Neurobiol Learn Mem 2004; 82 (1): 1–11.
15. Shibata H, Kondo S, Naito J. Organization of retrosplenial cortical projections to the anterior cingulate, motor, and prefrontal cortices in the rat. Neurosci Res 2004; 49 (1): 1–11.
16. Spitzer M. Der Mandelkern und die metakognitive Kernkompetenz. Nervenheilkunde 2003; 22: 216–9.
17. Spitzer M. Konsolidierung und Rekonsolidierung. Warum Zeugen unter Amnesie leiden sollten. Nervenheilkunde 2003; 22: 54–6.
18. Spitzer M. Behalten nach dem Lernen. Nervenheilkunde 2004; 23: 65–7.
19. Spitzer M. Falsche Erinnerung: Präsident Bush und Bugs Bunny in Disneyland. Nervenheilkunde 2004; 23: 300–4.
20. Tucker DM, Luu P, Pribram KH. Social and emotional selfregulation. Ann NY Acad Sci 1995; 769: 213–39.
21. Wilson MA, McNaughton BL. Reactivation of hippocampal ensemble memories during sleep. Science 1994; 265: 676–9.

Epilog: Frontalhirn an Hippocampus ...

Nicht nur der Mandelkern hört gelegentlich aufs Frontalhirn, auch der Hippocampus tut es, wie eine im Januar 2004 erschienene fMRT-Studie zum gewollten Vergessen zeigte (2). Die Versuchspersonen mussten zunächst Wortpaare lernen, wie beispielsweise „Zunft – Fliege" oder „Tisch – Molekül". Im Scanner wurden ihnen dann jeweils einzelne Wörter gezeigt, die entweder in grüner oder in roter Farbe geschrieben waren. Sofern ein Wort (z.B. „Zunft") in grün präsentiert wurde, war es die Aufgabe der Versuchspersonen, das zugehörige Wort („Fliege") zu erinnern. Wurde jedoch ein Wort (z.B. „Tisch") in rot gezeigt, dann sollten sie nicht an das entsprechende Wort („Molekül") denken.

Ganz analog zur oben beschriebenen Studie von Beauregard und Mitarbeitern fiel ein Test nach der Bildgebung aus: Die Versuchspersonen sollten das jeweils zum ersten Wort passende, zuvor gelernte Wort auf einem Blatt Papier hinzuschreiben, und waren etwa 10% schlechter bei denjenigen Wörtern, die sie zuvor in rot gesehen und deren gelernte Assoziation sie daher zu unterdrücken hatten. Die Auswertung der Daten aus der Bildgebung ergab, dass dies möglicherweise das Ergebnis der Aktivität des dorsolateralen präfrontalen Kortex (DLPFC) war, denn dieser war beidseitig in der Bedingung „rot" aktiver als unter der Bedingung „grün", wurde also von den Probanden bei Unterdrückung von Erinnerungen aktiviert. Da man diesen Bereich des Frontalhirns schon lange mit so genannten exekutiven Funktionen in Verbindung gebracht hat, passt dieser Befund gut ins Gesamtbild von dessen Funktionen. Wenn wir also die Dinge selbst in die Hand nehmen, reflexhaftes Verhalten unterdrücken und etwas entgegen Widerstände von außen oder innen tun, ist der DLPFC aktiv. Zugleich mit der Zunahme der Aktivität im DLPFC unter der Bedingung „rot" wurde eine Abnahme der Aktivität im Hippocampus verzeichnet, d.h. derjenigen Struktur im ZNS, die mit dem Einspeichern und Abrufen episodischer Gedächtnisinhalte (wie es unverbundene Wortpaare sind) in engsten Zusammenhang gebracht wird.

Wenn jemand also einen Gedächtnisinhalt unterdrückt, dann leistet sein DLPFC aktiv Arbeit dahingehend, dass er für eine Herabregulierung der Aktivität des Hippocampus sorgt und damit für ein vermindertes Einspeichern der entsprechenden Inhalte.

Literatur

1. Anderson MC, Green C. Suppressing unwanted memories by executive control. Nature 2001; 410: 366–9.

2. Anderson MC, Ochsener KN, Kuhl B, Cooper J, Robertson E, Gabrieli SW, Glover GH, Gabrieli JDE. Neural Systems underlying the suppression of unwanted memories. Science 2004; 303: 232–5.
3. Beauregard M, Lévesque J, Bourgouin P. Neural correlates of conscious self-regulation of emotion. J Neuro 2001; 21 (18): RC165
4. Spitzer M. Verdrängung im Experiment... und Lernen durch Neuronenwachstum. In: Spitzer M: Schokolade im Gehirn. Und weitere Geschichten aus der Nervenheilkunde. Stuttgart: Schattauer 2001; 36–43.

Neuroökonomie

Neuroökonomie – das klingt zunächst nicht viel besser als „Neurofußball" oder „Sauerkrautpralinen" und dennoch ist es eine der jüngsten und spannendsten derzeitigen interdisziplinären Wissenschaften. Das Erkenntnisinteresse geht dabei in beide Richtungen: So lässt sich das Verhalten von Nervenzellen besser verstehen, zieht man statistische Prinzipien der Zukunftsvorhersage aus der Wirtschaftswissenschaft heran (3), und Entscheidungsprozesse in der Wirtschaft sind besser zu verstehen, kennt man die zugrunde liegenden neuronalen Prozesse besser. Um die Neuroökonomie hier vorzustellen, sei jeweils ein Beispiel für beide genannte Vorgehensweisen angeführt.

Lange Zeit gab es in der Neurowissenschaft einen Streit über die Funktion des Parietallappens (detaillierte Darstellung der Geschichte in [3]). Für die einen war er noch Teil der Wahrnehmungsverarbeitung, für die anderen jedoch bereits eine Art verlängerter Arm der Motorik. Beide Schulen konnten experimentelle Ergebnisse für ihre Sichtweise anführen, recht weiter kam man aber nicht. Der Begriff der Aufmerksamkeit schien zunächst zu vermitteln, beinhaltet er doch Veränderungen der *Wahrnehmung* eines Reizes zum Zwecke einer verbesserten Reaktion (d.h. *motorischen Antwort*).

Weitere sehr geschickte Experimente (6) zeigten dann, dass die Neuronen im Parietallappen eine Variable kodieren, die – wirtschaftstheoretisch sehr klar beschrieben – das Produkt aus Wert und Wahrscheinlichkeit eines Sachverhalts bzw. Verhaltens ist. Dieses Produkt wird auch Nutzen genannt, was sich wie folgt veranschaulichen lässt: Die 100%ige Chance auf 1 Euro ist den meisten Leuten etwa soviel Wert wie die 50%ige Chance auf 2 Euro oder die 33%ige Chance auf 3 Euro, insbesondere wenn sie sehr oft wählen können, sich der Zufall also herausmittelt. Will ich nun wissen, ob die 33%ige Chance auf 5 Euro oder die 50%ige Chance auf 4 Euro gewinnbringender ist, muss ich nur die Wahrscheinlichkeiten mit den Werten multiplizieren ($0{,}33 \times 5 < 0{,}5 \times 4$), um die für mich bessere Alternative herauszubekommen. Nun muss man sich nur noch darüber klar werden, dass Organismen ständig vor genau solchen Entscheidungen stehen: Weiterhin jagen oder aufhören und statt dessen Bucheckern suchen? Hier grasen oder zu einer besseren Wiese laufen? Sich um das vorhandene Kind kümmern oder das nächste bekommen? etc.

Die Verhaltensforschung der vergangenen beiden Jahrzehnte ist voller solcher Beispiele, die sich mittels wahrscheinlichkeits- und spieltheoretischer Methoden recht gut analysieren lassen. Um die neuronale Grundlage der jeweils an den Tag gelegten Verhaltensweisen zu untersuchen, kommt man daher nicht darum herum, die entsprechenden Methoden auf die beobachteten elektrophysiologischen „Verhal-

tensweisen" von Neuronen anzuwenden. Genau dies haben Platt und Glimcher (6) mit Erfolg in Hinblick auf Neuronen des Parietalhirns getan.
Fazit: Neuronen lassen sich besser verstehen, vergegenwärtigt man sich, dass Organismen keine Reflexautomaten sind, sondern ökonomische Entscheider, die sich in einem großen System zusammen mit anderen Entscheidern befinden. Es überlebt derjenige, der die Kosten-Nutzen-Analysen seines Verhaltens am perfektesten an seine Umgebung (und damit vor allem den anderen Organismen) anpasst. Damit werden Gehirne, die Produzenten von Verhalten, zu Organen der Entscheidung. Ihre Funktion kann daher auch nur verstanden werden, untersucht man sie innerhalb eines entsprechenden Bezugsrahmens; und dieser heißt Neuroökonomie.
Szenenwechsel. Die an dieser Stelle bereits mehrfach genannte Arbeitsgruppe um den Neurowissenschaftler Jonathan D. Cohen aus Princeton (8) ging mittels ereigniskorrelierter funktioneller Magnetresonanztomographie der Frage nach, was bei wirtschaftlichen Entscheidungen im Gehirn vor sich geht. Das Experiment geschah vor dem Hintergrund, dass Ökonomen manche Verhaltensweisen des Menschen in wirtschaftlichen Entscheidungssituationen nicht erklären können, obwohl ihre Theorien in anderen Situationen stimmig sind.
Dies lässt sich am so genannten Ultimatum-Spiel sehr klar demonstrieren. Beteiligt sind dabei 2 Spieler, die Regeln sind ganz einfach: Eine bestimmte Menge Geld, sagen wir 10 Euro, soll zwischen 2 Spielern verteilt werden. Spieler Nummer Eins gibt dabei an, wie das Geld zwischen beiden Spielern verteilt wird, und Spieler Nummer Zwei akzeptiert diesen Vorschlag oder nicht. Im ersten Fall (Spieler Zwei akzeptiert) wird das Geld genauso verteilt, wie Spieler Eins es vorgeschlagen hat. Im zweiten Fall (Spieler Zwei akzeptiert nicht) bekommt keiner etwas, es gehen beide leer aus.
In wirtschaftlicher Hinsicht ist der Fall im Grunde klar und vorhersagbar. Seit den allgemeinen Überlegungen des Mathematikers John Nash – den man hierzulande in den Kreisen von Psychiatern eher durch seine Diagnose (schizophrene Störung) und die Verfilmung seines Lebenslaufs in dem Hollywood-Streifen *A Beautiful Mind* (9) kennt – ist eindeutig, wie *Homo oeconomicus* hierauf zu reagieren hat. Spieler Eins teilt das Geld wie folgt auf: 9,99 Euro für ihn selbst und 1 Cent für Spieler Zwei. Spieler Zwei wiederum hat ja gar keine andere Wahl als den Gewinn von 1 Cent zu akzeptieren; 1 Cent ist schließlich besser als gar nichts. Soweit die Theorie.
In der Realität sieht die Sache ganz anders aus. Die Mehrheit der Menschen schlägt eine 50:50-Verteilung (in der Rolle des Spielers Eins) vor; und etwa die Hälfte (aller Spieler Zwei) schlägt für sie ungünstige Aufteilungen aus, von z.B. 8 Euro (für Spieler Eins) zu 2 Euro (für Spieler Zwei). Beides dürfte nicht vorkommen, widerspricht der Theorie vernünftigen wirtschaftlichen Verhaltens. Man kann vermuten, dass die Theorie der Wirtschaftswissenschaftler nicht stimmt, da sie einen perfekten rationalen Menschen voraussetzt, Menschen aber nicht (nur) rational sind. Wie

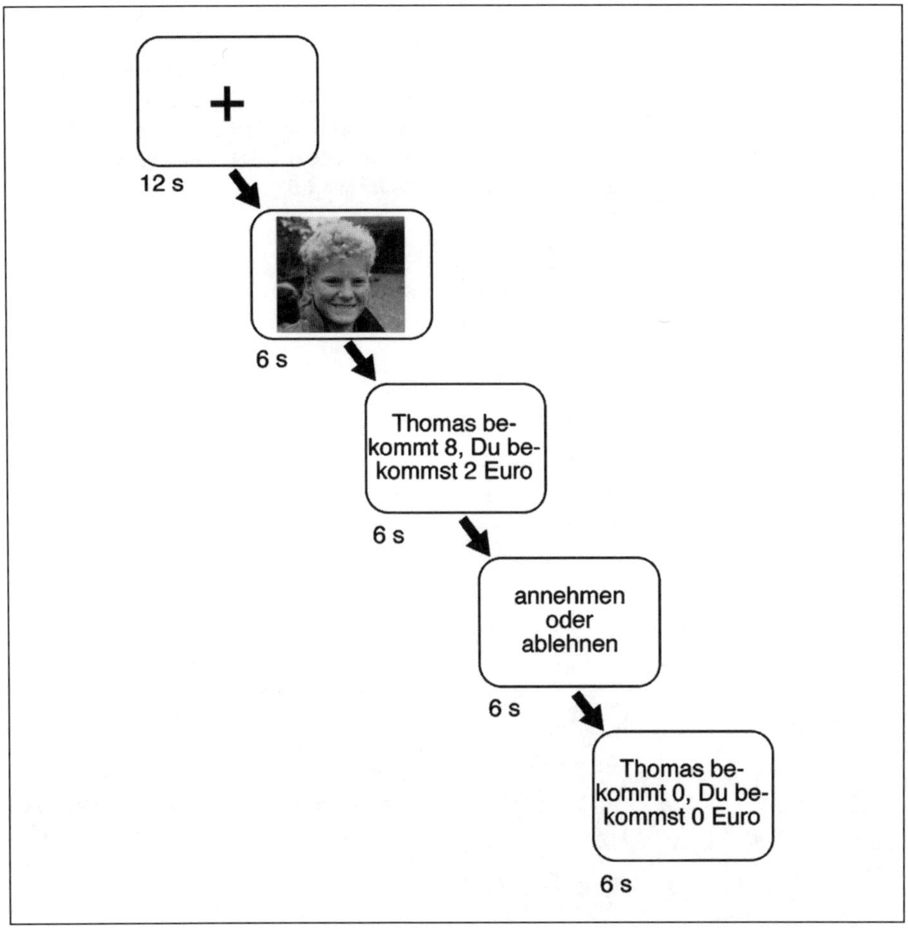

Abb. 1 Das Ultimatum-Spiel im Magnetresonanztomographen. Nach einer Ruhepause von 12 Sekunden (man sah nur das Fixationskreuz) sahen die Versuchspersonen für 6 Sekunden den Spielpartner, mit dem sie jeweils nur einmal spielten. Danach bekamen sie das Angebot des Partners für 6 Sekunden zu sehen, woraufhin sie weitere 6 Sekunden Zeit hatten, sich zu entscheiden, ob sie das Angebot annehmen oder nicht. Am Schluss wurde für 6 Sekunden das Resultat des Spiels gezeigt.

die Neurobiologie gerade in den vergangenen 10 Jahren gezeigt hat, können emotionale Prozesse bei scheinbar rein rationalen Entscheidungen eine wichtige Rolle spielen (4).

Um diesen Prozessen beim Ultimatum-Spiel direkt nachzugehen, untersuchten Sanfey und Mitarbeiter (7) insgesamt 19 Probanden im Scanner (Abb. 1). Sie nahmen jeweils den Part des zweiten Spielers ein, da dessen reales Verhalten bei ungerechten Offerten ganz besonders der Wirtschaftstheorie widerspricht (wer wird denn ein Geschenk ablehnen?). Auf der Verhaltensebene zeigte sich das bekannte

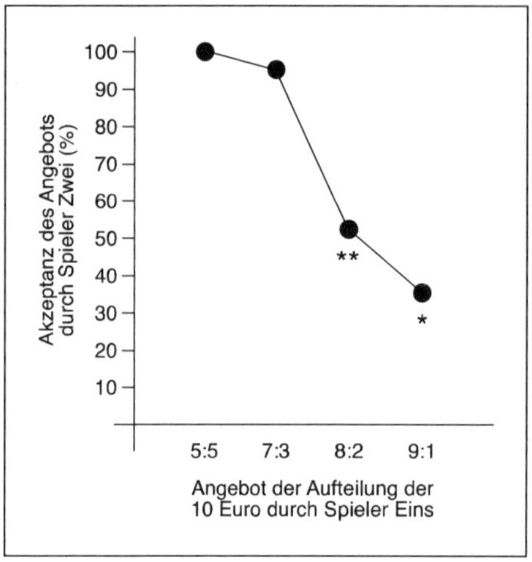

Abb. 2 Akzeptanz (Ausmaß) des Angebots von Spieler Eins durch Spieler Zwei in Abhängigkeit von der Fairness der Aufteilung. Wie zu sehen ist, kommt es bei unfairen Angeboten zunehmend zur Ablehnung, beim Angebot von 8 zu 2 hoch signifikant ($p = 0{,}003$) und beim Angebot von 9 zu 1 signifikant ($p = 0{,}02$).

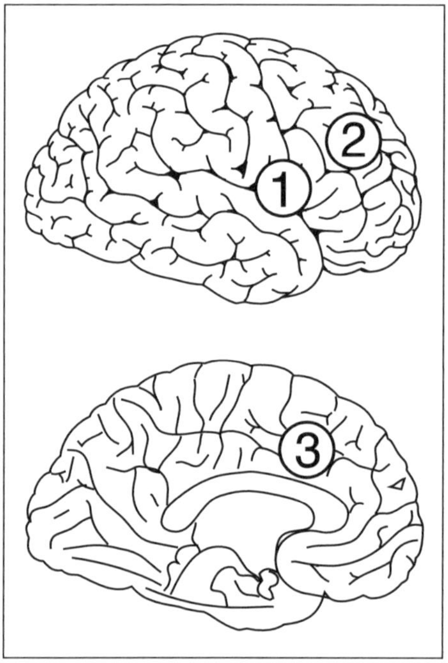

Abb. 3 Schematische Darstellung der zentralnervösen Aktivierung bei Spieler Zwei nach einem unfairen Angebot im Ultimatum-Spiel durch Spieler Eins. Unfaire Angebote aktivieren die vordere Insel beidseits (1, nur rechts dargestellt), den rechten dorsolateralen präfrontalen Kortex (2) und den anterioren Gyrus cinguli (3).

Muster (Abb. 2), d.h. die Spieler schlugen unfaire Offerten des ersten Spielers aus und verloren dabei Geld.
Der Blick ins Gehirn der Spieler verrät, warum dies so ist (Abb. 3): Bei unfairen Angeboten kam es (im Vergleich zu fairen Angeboten) bei Spieler Zwei zu einer vermehrten Aktivität im Bereich der vorderen Insel (beidseits), des rechten dorsolateralen präfrontalen Kortex (DLPFC) und des anterioren Gyrus cinguli (ACC). Gerade die Insel wurde in funktionellen Bildgebungsstudien jüngeren Datums immer wieder mit unangenehmen körperlichen Empfindungen (einschließlich Schmerzen, Hunger und Durst) bzw. autonomen körperlichen und insbesondere negativen emotionalen Reaktionen in Verbindung gebracht (2, 10). Sanfey und Mitarbeiter konnten in ihrer Studie sogar zeigen, dass die Aktivierung der rechten Insel mit der Tendenz des Probanden, die unfaire Offerte abzulehnen, signifikant korrelierte. Selbst auf der Ebene einzelner Entscheidungen war der Effekt nachweisbar, bei Ablehnungen war die Insel aktiver als bei Annahmen unfairer Angebote.
Es ist schon richtig spannend, den Autoren bei ihren Überlegungen zu den unterschiedlichen Einflüssen verschiedener kortikaler Areale auf wirtschaftliche Entscheidungen über die Schulter zu schauen. Betrachten wir als Beispiel die Diskussion über die Aktivität des dorsolateralen präfrontalen Kortex (DLPFC):
„Im Gegensatz zur Insel (die bei emotionalen Prozessen bekanntermaßen eine Rolle spielt) wird der DLPFC üblicherweise mit kognitiven Prozessen wie exekutive Kontrolle und Zielaufrechterhaltung in Verbindung gebracht. Die Aktivierung des DLPFC bei unfairen Angeboten könnte daher mit der Repräsentation und aktiven Aufrechterhaltung der kognitiven Anforderungen der gestellten Aufgabe zusammenhängen, d.h. mit dem Ziel, soviel Geld wie möglich zu verdienen. Wie man an den erhöhten Ablehnungsraten sehen kann, ist ein unfaires Angebot schwerer zu akzeptieren; daraus wiederum lässt sich ableiten, dass unfaire Angebote höhere kognitive Anforderungen an den Spieler stellen, insbesondere wenn es darum geht, die starke emotionale Tendenz, das Angebot abzulehnen, zu durchbrechen.“ ([7], S. 1757; Übersetzung durch den Autor)
Sitzen also in der rechten Insel eher Neid und Missgunst, so geht es dem Frontalhirn schon eher ums Geldverdienen. Man konnte zeigen, das der DLPFC dann aktiver war als die rechte Insel, wenn unfaire Offerten akzeptiert wurden; umgekehrt war die Insel aktiver, wurden sie abgelehnt. Auf jeden Fall jedoch besteht hier ein Konflikt, und der wiederum lässt den anterioren Gyrus cinguli nicht kalt, denn der ist bekanntermaßen fürs „conflict monitoring“ zuständig, also für den Konflikt zwischen Neid und Geld (1).
Man hat übrigens auch schon die körperlichen Begleitreaktionen von Börsenmaklern während ihres Geschäfts untersucht (5). So scheint es nur noch eine Frage der Zeit zu sein, wann man damit beginnt, Tarifpartner und andere Verhandlungsführer aus Politik und Wirtschaft routinemäßig – oder zumindest immer bei bedeutenden Entscheidungen – vor oder noch besser während der Verhandlungen in den Scanner zu legen...

Literatur

1. Camerer CF. Strategizing in the brain. Science 2003; 300: 1673–5.
2. Erk S, Walter H. Denken mit Gefühl. Der Beitrag von funktioneller Bildgebung und Simulationsexperimenten zur Emotionspsychologie. Nervenheilkunde 2000; 19: 3–13.
3. Glimcher PW. Decisions, uncertainty, and the brain. The science of neuroeconomics. Cambridge, MA: MIT Press 2003.
4. Greene JD, Sommerville RB, Nystrom LE, Darley JM, Cohen JD. An fMRI investigation of emotional engagement in Moral Judgment. Science 2001; 293: 2105–8.
5. Lo AW, Repin DV. The psychophysiology of real-time financial risk processing. Journal of Cognitive Neuroscience 2003; 14: 323–39.
6. Platt ML, Glimcher PW. Neural correlates of decision variables in parietal cortex. Nature 1999; 400: 233–8.
7. Sanfey AG, Rilling JK, Aronson JA, Nystrom LE, Cohen JD. The neural basis of economic decision-making in the ultimatum game. Science 2003; 300: 1755–8.
8. Spitzer M. Ethik im Scanner. Nervenheilkunde 2001; 20 (10): 589–92.
9. Spitzer M. Ein schöner Geist: Oscars für die Entstigmatisierung. Nervenheilkunde 2002; 21(5): 221–2.
10. Walter H. Neurowissenschaft der Emotionen und Psychiatrie. Nervenheilkunde 1998; 18: 116–26.

Behalten nach dem Lernen: Konsolidierung

Bei Konsolidierung und Rekonsolidierung geht es keineswegs nur um die Staatsfinanzen, sondern um Prozesse der dauerhaften Einspeicherung von Informationen in das Langzeitgedächtnis (vgl. 7, 8, 12, 13). Nicht nur die Tatsache, dass Wiederholung zur Konsolidierung wesentlich beiträgt, sondern vor allem zwei neue Studien hierzu rechtfertigen das erneute Aufgreifen des Themas. Sie zeigen dessen Bedeutung ebenso deutlich wie die rasche Geschwindigkeit des Erkenntnisfortschritts in der Neurowissenschaft.

Wenn wir etwas lernen, sind die neuen Gedächtnisinhalte zunächst noch nicht fest verankert und damit leicht störbar bzw. löschbar. Dies lässt sich am Beispiel des *novelty induced forgetting* (neuigkeitsinduziertes Vergessen) aus Tierexperimenten zeigen: Ratten, denen gerade etwas beigebracht wurde, kommen danach entweder in ihren alten Käfig zurück oder in einen neuen Käfig. Diejenigen, die sich nach dem Lernen im neuen Käfig befanden, haben vom Gelernten weniger behalten. Anders herum gewendet kann man sagen, dass das Gelernte der Konsolidierung bedarf, damit es „hängen bleibt" (1, 5, 6, 9).

Die beiden neuen Studien wurden nun am Menschen durchgeführt, was insofern hervorzuheben ist, als sich sehr viel Konsolidierungsliteratur mit Biochemie und Molekularbiologie (bei der Ratte) beschäftigt. Die eine Untersuchung zeigt, dass der Schlaf tagsüber verlorengegangene Gedächtnisspuren wiederherstellen kann (2); die andere macht klar, dass Gedächtnisspuren bei der Reaktivierung labilisiert werden. Je nach den zu dieser Zeit herrschenden Randbedingungen kann dies sowohl zu ihrer weiteren Verfestigung oder auch zu ihrer Löschung führen (16).

Über die Bedeutung des Schlafs für Prozesse der Konsolidierung wurde ebenfalls an dieser Stelle bereits berichtet (10, 11). Im Schlaf werden Informationen umgespeichert, komprimiert, neu assoziiert etc., und diese Vorgänge tragen insgesamt zur Verfestigung des Gelernten bei. Aufgrund einer Reihe von Untersuchungen nahm man jedoch bisher an, dass sich dieses Lernen im Schlaf auf Einzelnes bezieht, d.h. auf einzelne Episoden oder auf Orte im Raum (als Spezialfall von Einzelnem; vgl. [12]). Damit war umgekehrt auch gemeint, dass *verallgemeinerndes* Lernen im Schlaf *nicht* stattfindet: Mussten Versuchspersonen beispielsweise eine bestimmte Reihenfolge von Tastendrucken lernen (siehe unten), so wurde diese bestimmte Reihenfolge im Schlaf konsolidiert, also verbessert, nicht jedoch eine andere (4).

Fenn und Mitarbeiter (2) untersuchten die Auswirkung des Schlafs auf eine Lernaufgabe im Bereich der Wahrnehmung *(perceptual learning task)*. Auch für die Leistungen in solchen Aufgaben wurde bereits gezeigt, dass sie durch Schlaf verbessert werden können (14, 15). Bislang wurde jedoch in den entsprechenden Untersuchungen keine Generalisierung des Lernens beobachtet; das im Schlaf erfolgte Verbessern bezog sich immer nur auf genau die zuvor gelernte Leistung.

Was wurde im Einzelnen gemacht? Versuchspersonen mussten klanglich ähnliche Wörter, die von einem Computer generiert wurden, unterscheiden und identifizieren lernen. Solche „Maschinensprache" klingt zunächst eigenartig und ist nicht leicht verständlich. Aus Voruntersuchungen wusste man jedoch, dass das Verstehen trainiert werden kann. Vor und nach dem Training waren jeweils 100 verschiedene Testwörter zu identifizieren und das Training selbst bestand aus 2-mal 150 jeweils neuen Wörtern. Die auf drei Gruppen verteilten 84 Versuchspersonen (im Alter von etwa 20 Jahren) konnten also nur dann lernen, wenn sie das Gelernte auch auf neue Stimuli anwendeten, das Lernen also generalisierten.

Unmittelbar nach einer Trainingsperiode am Morgen oder am Abend zeigte sich bei den Versuchspersonen eine Verbesserung der Genauigkeit im Erkennen der Wörter um etwa 20%. Zwölf Stunden nach dem morgendlichen Training (die Versuchspersonen waren über den Tag wach) betrug diese Verbesserung nur noch 10%. Sofern die Versuchspersonen während der zwölf Stunden jedoch schliefen, war keine Abnahme der Erkennensleistung zu verzeichnen. Das vielleicht spannendste Ergebnis war jedoch Folgendes: Selbst wenn die Versuchspersonen zunächst wach waren – und sich damit ihre Leistung verschlechterte –, war die Leistung nach einer darauffolgenden Schlafperiode wieder gut. Zusätzliche Untersuchungen, bei denen das Training am Abend erfolgte, zeigten, dass der Effekt nicht auf Tagesschwankungen (Motto: am Morgen ist man wacher und leistet mehr) zurückgeführt werden konnte.

Man muss also nicht direkt vor dem Schlafengehen lernen, damit das Erlernte im Schlaf nachverarbeitet und damit gefestigt wird. Irgendwann am Tag gelernte Inhalte werden vielmehr in der darauffolgenden Nacht selbst dann verstärkt und gefestigt, wenn sie durch die weiteren Erfahrungen des Tages schon beinahe wieder völlig in Vergessenheit zu geraten drohten.

Dass dem Schlaf hierbei eine besondere Rolle zukommt, zeigt auch die nächste Untersuchung, die insbesondere die Auswirkungen eines zweiten Lernprozesses auf einen ersten zum Gegenstand hatte (16). In der Psychologie wird dieses Phänomen seit langem als Interferenz bezeichnet und meint damit, dass das Lernen von etwas Neuem das Behalten von bereits gelerntem Material beeinträchtigt. Jeder gute Sportlehrer weiß beispielsweise, dass er Salto und Flickflack nicht in der gleichen Stunde üben soll, denn die Bewegungen sind gegenläufig. Übt er dennoch beides zugleich, wird im Endeffekt gar nichts gelernt. Walker und Mitarbeiter drehten den Spieß nun gleichsam um und untersuchten an 100 rechtshändigen Versuchspersonen im Alter von 18–27 Jahren (verteilt auf 8 Experimentalgruppen) Interferenzeffekte zweier Aufgaben im Hinblick darauf,

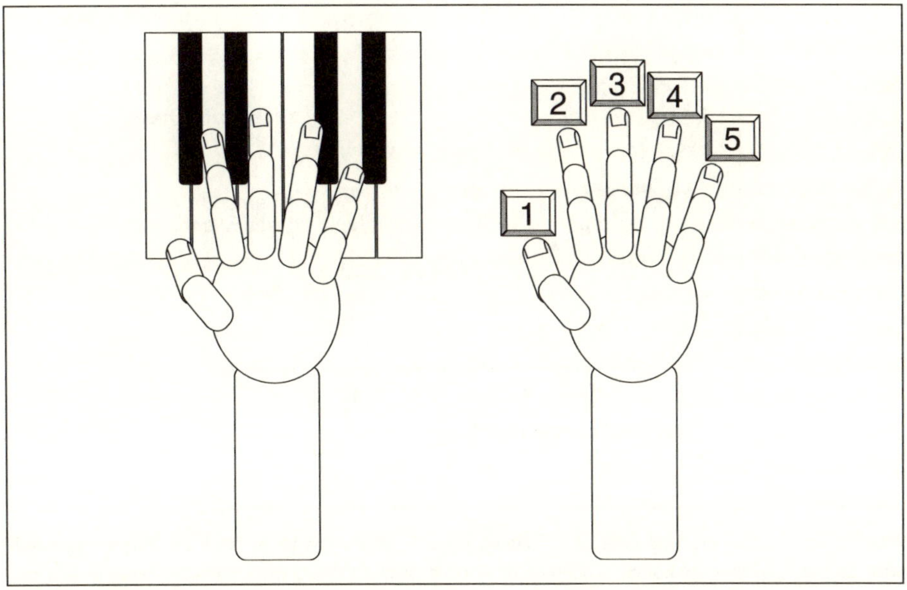

Abb. 1 Lernen von Bewegungsabfolgen. Eine Folge besteht aus Einzelbewegungen der Finger einer Hand, die zunächst auf entsprechende Hinweisreize (beispielsweise Noten oder Zahlen, die die Finger bezeichnen) einzeln ausgeführt werden. Wird im Experiment eine 1 gezeigt, drückt der Daumen die Taste Nr. 1, wird eine 2 gezeigt, drückt der Zeigefinger die Taste Nr. 2 etc.

wann sie auftreten, um etwas drüber zu erfahren, wie lange ein Inhalt im Gedächtnis noch labil ist (Hintergedanke: Solange eine Interferenz des Inhalts A mit einem später gelernten Inhalt B zu messen ist, ist Inhalt A noch labil, d.h. noch nicht konsolidiert).

Verwendet wurde die bekannte Aufgabe des Drückens einer unbekannten Tastenfolge *(sequence learning)*, also beispielsweise einer Folge wie 334554321123322 (Abb. 1). Solches Lernen kommt nicht nur beim Klavierspielen vor, sondern auch bei vielerlei anderen manuellen Aufgaben und natürlich bei jeglichem motorischen Lernen überhaupt. Je häufiger man eine solche Folge mit den Fingern nachtippt, desto schneller und genauer wird die Bewegung, selbst wenn einem nicht bewusst ist, immer dieselbe Folge zu tippen, und man keine bewusste Vorstellung von der richtigen Reihenfolge besitzt (Abb. 2).

Die Autoren verwendeten kurze Folgen wie beispielsweise A = 4-1-3-2-4 und B = 3-2-1-4-2, die immer wieder zu drücken waren. Sie konnten zeigen, dass das Lernen der Folge B kurz nach der Folge A das Behalten der Folge A stört, aber nur, wenn danach Konsolidierung im Schlaf stattfand. Im Schlaf nach diesem Lernen wurde dann nur die Folge B konsolidiert, nicht jedoch die Folge A. Testete man jedoch A unmittelbar nach dem Lernen von B, wurde A ebenso gut bewältigt wie vor dem Lernen von B. Das Konsolidieren von B (und das fehlende Konsolidieren von A) war also für das Nicht-Behalten von A verantwortlich. Wurde B jedoch 6 Stun-

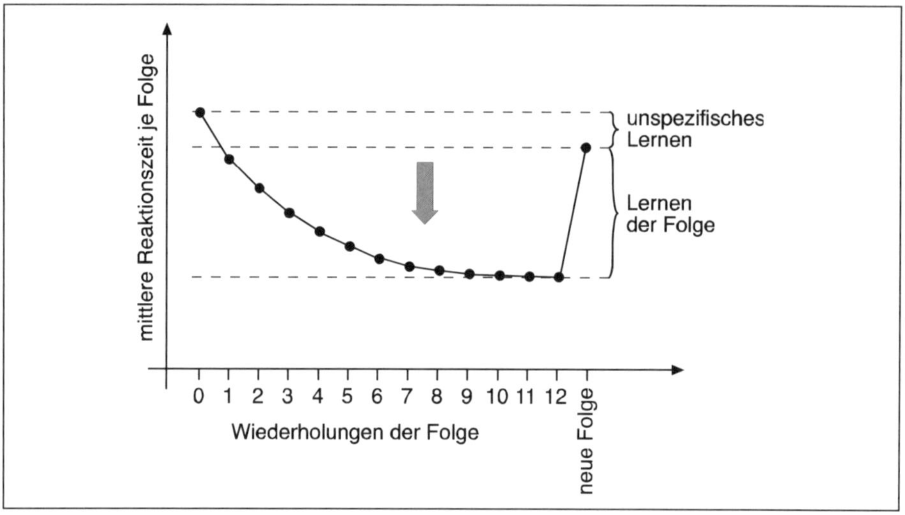

Abb. 2 Die mittlere Reaktionszeit des Tippens einer Folge nimmt ab, je öfter die Folge wiederholt wird. Solche Experimente können so gestaltet werden, dass die Versuchsperson überhaupt nicht weiß, dass sie eine Folge lernt, indem sie einfach nur jeden Hinweisreiz einzeln vorgeführt bekommt. Auch unter diesen Bedingungen wird die Versuchsperson langsam schneller: Sie lernt die Folge implizit. Irgendwann wird aber die Folge auch von der Versuchsperson als Folge explizit bemerkt (grauer Pfeil). Sie hat jedoch bereits vorher die Folge implizit gelernt, wie man an den Reaktionszeiten sieht. Es ließe sich nun einwenden, dass die Versuchsperson einfach nur lernt, die Taste schneller zu drücken. Dies ist jedoch nur zu einem geringen Grad der Fall, wie genau nachweisbar ist. Man gibt der Versuchsperson nach erfolgtem Lernen eine neue Folge vor und bestimmt wieder die Reaktionszeiten. Diese sind dann etwas kürzer als ganz zu Beginn des Lernens der ersten Folge (die Tasten werden insgesamt etwas schneller gedrückt; man spricht von unspezifischem Lernen), aber deutlich langsamer als bei bekannter Folge (aus [12], S. 66).

den nach A gelernt, kam es zu keiner Interferenz und die anschließende Konsolidierung im Schlaf betraf beide Folgen A und B.

Damit wurde auf indirekte Weise (d.h. durch Ausbleiben der Interferenz) nachgewiesen, dass eine gelernte Folge innerhalb von 6 Stunden konsolidiert wird.

Richtig spannend waren weitere Experimente, bei denen das Aufrufen von Gedächtnisinhalten diese erneut labilisierten. Lernten die Versuchspersonen zunächst die Folge A, so wurden sie an den beiden darauffolgenden Tagen ohne weiteres Training, d.h. allein durch Konsolidierung im Schlaf, besser. Lernten die Versuchspersonen jedoch am zweiten Tag die Reihe B unmittelbar nach dem Test (und damit der Wiederholung) von Reihe A, hatten sie Reihe A am darauffolgenden Tag vergessen. Dies war nicht der Fall, wenn die Versuchspersonen am Tag nach dem Lernen von A nur B gelernt hatten. Am nächsten Tag konnten sie die Folgen A und B. Ein anderes Experiment konnte übrigens zeigen, dass, wenn A gelernt und danach geschlafen wird, dann A wiederholt und anschließend B gelernt wird – soweit wie oben –, aber danach auch A erneut trainiert wird, kein Verlust von A auftritt. Mit anderen Worten: Wird A labilisiert und dann gleich wieder trainiert, verschwindet der Trainingseffekt nicht.

Fassen wir das Wesentliche dieser Untersuchung zusammen: Das Wiederholen von A am Tag nach dem Lernen vor dem Lernen von B führt dazu, dass A erneut labilisiert und gerade *nicht* nachhaltig gelernt wird. Man lässt also beim motorischen Lernen ähnliche Bewegungsfolgen am besten in Ruhe, wenn man etwas Neues lernen will. Im Hinblick auf das Verfestigen von Erlerntem ergibt sich ein komplexes Bild, das die Autoren wie folgt charakterisieren:

1. „Während des anfänglichen Trainings erfolgt Lernen, was zu deutlichen Verbesserungen der Leistung führt.
2. Zwischen 10 Minuten und 6 Stunden später (ohne eine Schlafperiode) unterliegt das Gelernte einer ersten Stabilisierungsphase der Konsolidierung, die es stabil gegenüber Interferenz durch neue konkurrierende Lerninhalte macht, jedoch keine weiteren Verbesserungen im Hinblick auf Schnelligkeit und Genauigkeit bringt.
3. In der darauffolgenden Nacht kommt es zu einer zweiten Verbesserungsphase der Konsolidierung, die im Hinblick auf Schnelligkeit und Genauigkeit zu einer Leistungsverbesserung führt.
4. Obwohl das Gelernte nun zwei Konsolidierungsphasen (Stabilisierung und Verbesserung) durchlaufen hat, führen kurze Perioden der Wiederholung zur Labilisierung des Gelernten und machen es damit anfällig für Interferenz durch ein ähnliches zu lernendes Bewegungsmuster bzw. bedürftig für erneute Konsolidierung." ([16], S. 618)

Bei der Interpretation dieser Ergebnisse ist es entscheidend, zwischen einem bedeutsamen Existenzbeweis einerseits und einer sehr fraglichen Generalisierbarkeit andererseits zu unterscheiden: Es ist sehr wichtig, dass die tierexperimentellen Ergebnisse zur Konsolidierung in Verhaltensexperimenten am Menschen untersucht werden, und es ist von großer Bedeutung, dass man beim Menschen zwei unterschiedliche Konsolidierungsprozesse – Verfestigung im Wachzustand und Verbesserung im Schlaf – nachweisen konnte. Für Musiker und Sportler sollten die Ergebnisse unmittelbare Relevanz besitzen, kommt es doch beim Üben bzw. Trainieren auf die Geschwindigkeit und Genauigkeit von Bewegungsabfolgen an. Inwieweit sich diese Ergebnisse jedoch auch auf andere Lernprozesse übertragen lassen, ist noch ungeklärt. Schon jetzt steht fest, dass zeitabhängige Konsolidierungsprozesse, wie sie hier beschrieben wurden, nicht für alle Formen des Lernens nachgewiesen werden konnten (3).

Über das Lernen gibt es also noch viel zu lernen. Denn wir können uns Ignoranz im Hinblick auf eine der wichtigsten unserer höheren geistigen Leistungen – das Lernen – mit Sicherheit nicht leisten.

Literatur

1. Ebbinghaus M. Über das Gedächtnis. Leipzig: K. Bühler 1885.
2. Fenn KM, Nusbaum HC, Margoliash D. Consolidation during sleep of perceptual learning of spoken language. Nature 2003; 425: 614–6.
3. Goedert KM, Willingham DB. Patterns of interference in sequence learning and prism adaptation inconsistent with the consolidation hypothesis. Learning and Memory 2002; 9: 279–92.
4. Karni A, Meyer G, Rey-Hipolito C et al. The acquisition of skilled motor performance: Fast and slow experience-driven changes in primary motor cortex. Proc Natl Acad Sci USA 1998; 95: 861–8.
5. Lechner HA, Squire LR, Byrne JH. 100 years of consolidation – Remembering Müller and Pilzecker. Learning & Memory 1999; 6: 77–87.
6. McGaugh JL. Memory – a century of consolidation. Science 2000; 287: 248–51.
7. Nader K. Memory traces unbound. Trends in Neuroscience 2003; 26: 65–72.
8. Nader K. Re-recording human memories. Nature 2003; 425: 571–2.
9. Spitzer M. Geist im Netz. Heidelberg: Spektrum Akademischer Verlag 1996.
10. Spitzer M. Lernen im Schlaf: Off-line-Reprocessing von Gelerntem. Nervenheilkunde 2001; 20: 59–61.
11. Spitzer M. Was Ratten träumen – Tierexperimentelle Befunde zur Neurobiologie der Tagesreste. Nervenheilkunde 2001; 20: 359–61.
12. Spitzer M. Lernen. Gehirnforschung und die Schule des Lebens. Heidelberg: Spektrum Akademischer Verlag 2002.
13. Spitzer M. Konsolidierung und Rekonsolidierung. Nervenheilkunde 2003; 22: 54–6.
14. Stickgold R, Whidbee D, Schirmer B, Patel V, Hobson JA. Visual discrimination task improvement: a multi-step process occurring during sleep. Journal of Cognitive Neuroscience 2000; 12: 246–54.
15. Stickgold R, James L, Hobson JA. Visual discrimination learning requires sleep after training. Nature Neuroscience 2000; 3: 1237–8.
16. Walker MP, Brakefield T, Hobson JA, Stickgold R. Dissociable stages of human memory consolidation and reconsolidation. Nature 2003; 425: 616–20.

Falsche Erinnerungen

Präsident Bush in der Schule und Bugs Bunny in Disneyland

Dass uns das Gedächtnis gelegentlich Streiche spielt, weiß ein jeder: Man vergisst eben so manches. Dass diese Streiche aber beim Vergessen nicht aufhören, sondern viel weitreichender sein können, ist weniger bekannt. Die Konsequenzen aus unseren Kenntnissen über die Arbeitsweise des Gedächtnisses und die damit verbundenen Fallstricke sind jedoch vielfältig und erheblich (23). Daher sollten Psychiater die Arbeiten der US-amerikanischen Psychologin Elizabeth Loftus kennen, die seit mehr als 3 Jahrzehnten hierzu forscht und – nicht zu Unrecht – unter den 100 bedeutendsten Psychologen des letzten Jahrhunderts genannt ist. Diese Liste wird von Freud, Skinner und Piaget angeführt; Frau Loftus ist die am höchsten eingeordnete Frau.

Loftus untersucht die Tücken unseres Gedächtnisses mit den Methoden der experimentellen Psychologie. In einer bis heute viel zitierten Studie wurden 45 Studenten in unterschiedlichen Gruppen insgesamt sieben Filmausschnitte von Autounfällen vorgeführt. Direkt danach sollten die Studenten den Unfall beschreiben. Hierzu mussten sie einige Fragen beantworten wie z.B. „Wie schnell fuhren die Autos, als sie zusammenstießen?" Bei jeweils neun der Versuchspersonen wurde die Frage unter Verwendung eines anderen Verbs („smashed", „collided", „bumped", „hit" und „contacted") gestellt (8).

In Abbildung 1 ist das Ergebnis der Geschwindigkeitsschätzung der Studenten in Abhängigkeit davon angegeben, welches Verb bei der Frage verwendet wurde. Die tatsächliche Geschwindigkeit der Autos variierte zwischen 32 und 64 km/h. Wie aus der Abbildung zu sehen ist, hing die geschätzte Geschwindigkeit von dem in der Frage verwendeten Verb ab: Wenn das Verb einen besonders heftigen Aufprall implizierte, war die geschätzte Geschwindigkeit größer. Fragt man also einen Zeugen, mit welcher Geschwindigkeit die Fahrzeuge ineinander *krachten*, wird die genannte Geschwindigkeit höher ausfallen, als mit der Formulierung, bei welcher Geschwindigkeit die beiden Fahrzeuge im Rahmen des Unfalles *Kontakt* hatten.

Das Ergebnis lässt zwei Interpretationen zu: Zum einen könnte man die Daten dahingehend auslegen, dass die Versuchspersonen lediglich im Hinblick auf die Beantwortung der Frage nach der Geschwindigkeit durch das verwendete Verb beeinflusst wurden. In diesem Fall ist von *response bias* die Rede, also von der Antwort-Tendenz, die durch die experimentelle Manipulation (d.h. das verwendete Verb) beeinflusst wurde. Man könnte aber auch argumentieren, dass durch die Frage *die Erinnerung* an das Ereignis geändert wurde.

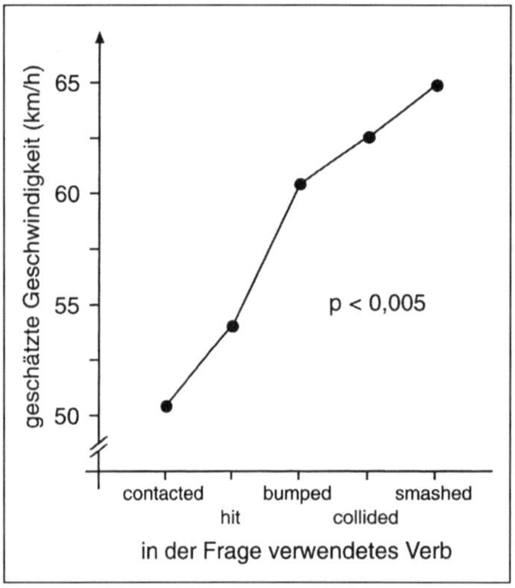

Abb. 1 Ergebnis des ersten Experiments von Loftus und Palmer (nach [8], Tab. 1). Je mehr das Verb, mit dem die Frage zum Unfall gestellt wurde, nach einem heftigen Aufprall klingt, desto höher wurde die Geschwindigkeit der beteiligten Autos eingeschätzt.

Das klingt zunächst übertrieben, und es scheint auch, als ginge der Streit um Worte, da man ohnehin nicht zwischen der Erinnerung selbst und einer sich auf die Erinnerung beziehende Beantwortung einer Frage unterscheiden könne. Aber wer so denkt, unterschätzt die Möglichkeiten cleverer Experimentatoren! Wenn nämlich die Erinnerung selbst durch die Befragung geändert wurde, sollten die Versuchsteilnehmer auch andere Aspekte des Ereignisses anders erinnern – kann man folgern und entsprechend experimentell untersuchen.

Um zwischen diesen beiden Interpretationen zu entscheiden, wurde daher ein zweites Experiment an insgesamt 150 Studenten durchgeführt. Ihnen wurde ein Film mit einer Massenkarambolage gezeigt, wonach sie einen Fragebogen auszufüllen hatten. Ähnlich dem ersten Experiment wurden 50 Versuchspersonen gefragt, wie schnell die Autos fuhren, als sie ineinander krachten (das Verb lautete im Englischen „to smash"), und 50 Versuchspersonen wurden gefragt, welche Geschwindigkeit die Autos hatten, als sie sich trafen („to hit"). Weitere 50 Versuchspersonen wurden überhaupt nicht nach der Geschwindigkeit der Autos befragt.

Eine Woche später wurden die gleichen Versuchspersonen noch einmal ins Labor einbestellt und zu dem auf dem Video gesehenen Unfall befragt. Die kritische Frage lautete diesmal: „Sahen Sie Glasscherben bei dem Unfall?", zu beantworten mit „Ja" oder „Nein". Diese entscheidende Frage war in einer Liste von 10 Fragen an zufallsverteilter unterschiedlicher Stelle enthalten. Tatsächlich gab es bei dem Unfall keine Scherben zu sehen; andererseits sind bei Unfällen mit hoher Geschwindigkeit Glasscherben zu erwarten.

In diesem Experiment zeigte sich, dass die *eine Woche zuvor* gestellte Frage in der Tat den Gedächtnisinhalt und nicht nur die Tendenz der gegebenen Antwort beeinflusst hatte: Zunächst einmal wurde wieder gefunden, dass die Geschwindigkeit von den-

jenigen, die die Frage mit dem Wort „smash" gestellt bekamen, höher eingeschätzt worden war als von denjenigen, die mit dem Wort „hit" befragt worden waren.
Zum zweiten zeigte sich, dass immerhin 16 von 50 Versuchspersonen die Frage nach Glasscherben positiv beantworteten, wenn sie eine Woche zuvor unter Verwendung des Verbs „smash" nach dem Unfall befragt worden waren (Abb. 2). Von den Teilnehmern, bei denen das Wort „hit" in der Frage vorkam, gaben dagegen nur sieben an, dass sie Scherben am Unfallort gesehen hätten. Dem entspricht das Ergebnis, dass nur sechs Personen in der Kontrollgruppe (keine Frage nach der Geschwindigkeit) angaben, Scherben am Unfallort gesehen zu haben.
Loftus und Palmer diskutierten damals ihre Ergebnisse vor dem Hintergrund des zu dieser Zeit für Gedächtnisprozesse zur Verfügung stehenden Begriffsrahmens. Es gab noch keine neuronalen Netzwerke, deren Struktur dynamisch ist, und die sich mit jeder erneuten Benutzung verändert. Betrachtet man das Gedächtnis jedoch als einen Kasten, in den man Inhalte steckt und wieder herausholt, dann waren die Ergebnisse schwer zu verstehen. Dennoch kamen sie mit ihrer Interpretation den Dingen schon recht nahe, indem sie formulierten, dass es so etwas wie *die* Erinnerung an einen Sachverhalt nicht gibt. Vielmehr gehen in die (spätere) Erinnerung an ein Ereignis auch Erlebnisse ein, die auf eine (frühere) Erinnerung folgten. Wird man nach dem *Zusammenkrachen* von Autos bei einem Unfall gefragt, wird dadurch das Ereignis automatisch im Sinne hoher Geschwindigkeit interpretiert und diese Interpretation wirkt sich auf die Erinnerung ganz offensichtlich aus. Immerhin verdoppelt sich der Anteil derjenigen, die hinterher behaupteten, sie hätten Scherben gesehen.
Ausgehend von diesen Experimenten wurden einige hundert Studien zur Beeinflussung der Erinnerung an ein Ereignis nach dem Zeitpunkt von dessen Einspei-

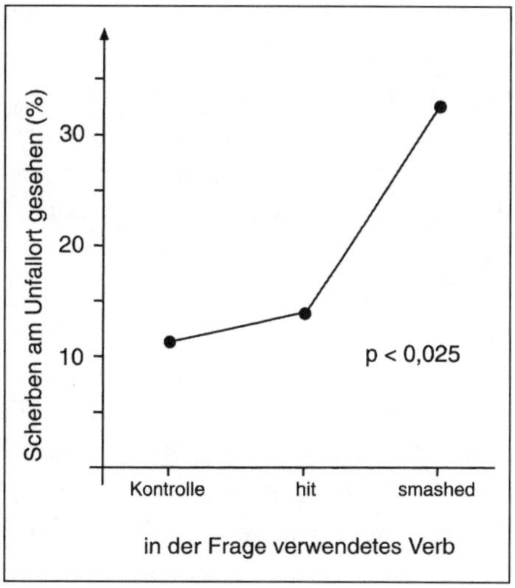

Abb. 2 Ergebnis des zweiten Experiments von Loftus und Palmer (nach [8], Tab. 2). Klingt das Verb, mit dem die Frage zum Unfall gestellt wurde, nach einem heftigen Aufprall, werden signifikant häufiger fälschlicherweise Glasscherben am Unfallort erinnert.

cherung durchgeführt (Übersichten in [2, 4, 7, 11–16]). Die Ergebnisse dieser Untersuchungen waren oft unerwartet und sind bis heute in ihrer gesellschaftspolitischen wie auch psychiatrischen Tragweite noch nicht genügend gewürdigt.
Loftus und Picrell (9) waren beispielsweise in der Lage, mithilfe der Mütter, Väter und anderer Verwandter von Versuchspersonen diesen einzureden, dass sie als Fünfjährige in einem Einkaufszentrum verloren gegangen und von einer älteren Person wieder aufgefunden sowie den Eltern zurückgegeben worden waren. An der Studie nahmen 24 Versuchspersonen im Alter von 18 bis 53 Jahren teil. Von den Eltern, Geschwistern oder einem nahen Verwandten wurden drei wahre Geschichten aus der Kindheit der jeweiligen Versuchsperson in einem kleinen Buch zusammengestellt. Daraufhin wurde eine weitere Geschichte erfunden, die sich so hätte abspielen können, aber nachweislich so nicht stattgefunden hatte und sich auf das Verlorenwerden in einem Einkaufszentrum bezog: Das Kind ging für eine längere Zeit verloren, weinte und wurde von einer älteren Frau gefunden; ihm wurde geholfen, getröstet und am Ende kam es wieder zur Familie. Danach mussten die Versuchspersonen die Geschichten einzeln aus dem für sie speziell vorbereiteten Büchlein lesen und niederschreiben, was sie über dieses Ereignis erinnerten. Sofern sie das Ereignis nicht erinnerten, sollten sie schreiben: „Ich erinnere mich nicht an dieses Ereignis." Im Rahmen zweier Follow-up-Interviews wurden die Teilnehmer erneut zu ihren Erinnerungen befragt. Diesmal wurden die kleinen Ereignis-Vignetten nicht wörtlich vorgelesen, sondern lediglich stichwortartig als Erinnerungshilfe wiedergegeben.
Insgesamt erinnerten sich die Versuchspersonen an 49 von 72 wahren Begebenheiten (68%). Darüber hinaus erinnerten sich jedoch auch sieben der insgesamt 24 Teilnehmer (29%) entweder teilweise oder vollständig an das speziell für sie konstruierte Ereignis. „Das Verfahren zeigt einen Weg, wie man falsche Erinnerungen einflößt, und führt uns einen Schritt weiter in unserem Verständnis, wie dies auch in der wirklichen Welt geschehen könnte. Darüber hinaus liefert die Studie Hinweise darauf, dass Menschen dazu gebracht werden können, ihre Vergangenheit auf unterschiedliche Weise zu erinnern, und dass sie sogar dazu gebracht werden können, ganze Ereignisse, die niemals stattgefunden haben, ‚zu erinnern'." (10) Halten wir fest: Etwa ein Viertel der erwachsenen Versuchspersonen meinte sich aufgrund der suggestiven Äußerungen der nahen Verwandtschaft an einen Vorfall tatsächlich zu erinnern, der nie geschehen war.
Die Ergebnisse sind erstaunlich, weswegen es von großer Bedeutung ist, dass sie repliziert werden konnten. Auf ganz ähnliche Weise wie in der gerade beschriebenen Arbeit brachten Hyman und Pentland (6) wiederum etwa einem Viertel aller Versuchspersonen die Erinnerung bei, als Kind auf einem Hochzeitsfest eine Schüssel Bowle verschüttet zu haben.
Eine Reihe von Untersuchungen beschäftigte sich mit der Rolle des bildhaften Vorstellungsvermögens in der Entstehung falscher Gedächtnisinhalte (18, 19, 21, 24). Garry und Mitarbeiter (5) befragten ihre Versuchspersonen zunächst

nach der Wahrscheinlichkeit, mit der bestimmte Ereignisse in deren Kindheit geschehen waren (wie beispielsweise in einem Einkaufszentrum verloren gegangen zu sein). Zwei Wochen später wurde die Hälfte der Versuchspersonen dahingehend instruiert, sich einige Ereignisse (einschließlich solcher Ereignisse, die ihnen niemals widerfahren waren) bildhaft vorzustellen. Alle Versuchspersonen wurden daraufhin noch einmal im Hinblick auf die Wahrscheinlichkeit der entsprechenden Kindheitserlebnisse befragt. Es zeigte sich, dass diejenigen Versuchspersonen, die sich entsprechende Ereignisse vorgestellt hatten, diese wahrscheinlicher als selbst erlebt angaben. Derartige Bedingungen, unter denen eine Biographie zu einer Autobiographie umgemünzt wird, wurden von Nourkova und Mitarbeitern (20) erst in jüngster Zeit nochmals eingehend untersucht.

Derartige Experimente sind insofern von großer Bedeutung, als sowohl im Rahmen der Befragung von Zeugen als auch im Rahmen psychotherapeutischer Interventionsstrategien Personen nicht selten aufgefordert werden, sich in eine bestimmte Situation zu versetzen bzw. sich eine Begebenheit lebhaft bildlich vorzustellen. Dieses Vorgehen ist nach den Experimenten in idealer Weise geeignet, falsche Erinnerungen hervorzurufen.

Damit ist nach dem gegenwärtigen Stand der Forschung vor allem nachgewiesen, wie einfach es bei vielen Menschen ist, falsche Erinnerungen einzupflanzen. Betrachten wir noch ein Beispiel (3). In einem ersten Experiment sahen 107 Studenten eine Disney-Anzeige, die auf eine Begebenheit in der Vergangenheit bezogen war und das Treffen von Mickey Mouse in Disneyland mit Handschlag zum Inhalt hatte. So etwas kommt in den Disney Vergnügungsparks durchaus nicht selten vor (Abb. 3). Im Vergleich zur Kontrollgruppe waren diejenigen, die die Anzeige gesehen hatten, hinterher überzeugter davon, dass sich die Begebenheit tatsächlich abgespielt hatte, d.h., dass sie bei ihrem Besuch in Disneyland der berühmten Comic-Figur die Hand geschüttelt hatten.

Damit jedoch noch nicht genug: In einem zweiten Experiment wurde 167 neuen Probanden eine Disney-Anzeige gezeigt, die dahingehend modifiziert war, dass sie u.a. die Begegnung in der Kindheit mit Ariel, der kleinen Meerjungfrau, oder mit Bugs Bunny enthielt. Beides war unmöglich, denn die kleine Meerjungfrau war zum implizierten Zeitpunkt (der Kindheit der Probanden) noch nicht erfunden und Bugs Bunny ist eine Comic-Figur von Warner Bros., der Konkurrenz von Disney. Obwohl eine *unmögliche* falsche Erinnerung durch die Werbung erzeugt wurde, behaupteten 16% der entsprechenden Probanden, dass sie als Kind in Disneyland Bugs Bunny die Hand geschüttelt hatten, und immerhin 7% wollten das als Kind mit der kleinen Ariel gemacht haben.

Weitere Untersuchungen zeigten, dass sich diese Prozentsätze noch steigern lassen, wenn man die Versuchspersonen mehrfach den falschen Werbungen aussetzt. In einer Studie glaubten schließlich 25% der Probanden, sie hätten Bugs Bunny getroffen, in einer anderen waren es 36% (Grinley 2002, zitiert nach [13]). Wenn man

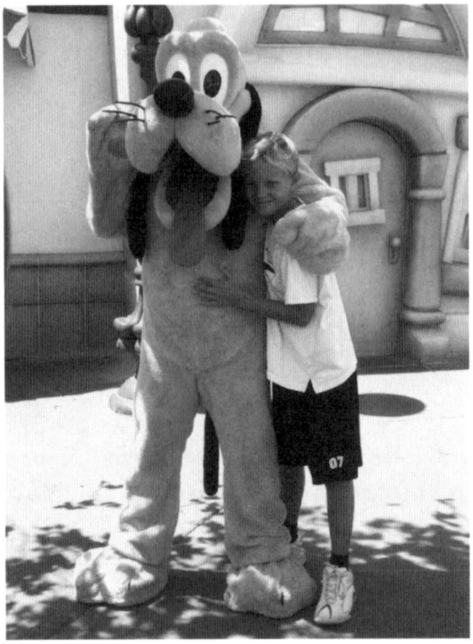

Abb. 3 Alltägliche Begegnungen mit Trickfilm-Charakteren in Disneyland.

diese Probanden genau nach ihren Erlebnissen befragte, so meinten 62% von ihnen, sie hätten Bugs Bunny die Hand geschüttelt, und 46% erinnerten sich daran, ihn umarmt zu haben. Andere erinnerten sich daran, wie sie seine Ohren oder seinen Schwanz berührt hätten, und wieder andere wollten ihn sprechen gehört haben. Die Erinnerungen waren damit ebenso detailreich wie echte Erinnerungen und genaue Untersuchungen entsprechender transkribierter Berichte lassen praktisch keine Unterscheidung zu. Ob dies mittels funktioneller bildgebender Verfahren in Zukunft einmal möglich sein wird (wie die Studie von Markowitsch et al. [17] nahe zu legen scheint), bleibt abzuwarten. Weitere Untersuchungen zur Anwendung dieser Verfahren als „Lügendetektoren" müssen durchgeführt werden. Die Geschichte der Forschung zu Lügendetektoren stimmt jedoch wenig optimistisch, bedenkt man das bislang immer wieder zu beobachtende ungünstige Verhältnis wissenschaftlicher Daten zur Anzahl kritikloser Anwendungen.

Ganz offensichtlich haben die genannten Studien große Bedeutung, wenn es um Zeugenaussagen vor Gericht geht. Zeugenaussagen können auch dann falsch sein, wenn der Zeuge nach bestem Wissen und Gewissen aussagt, denn niemandes Gedächtnis ist frei von den experimentell nachgewiesenen Prozessen der nachträglichen Umgestaltung. Loftus meinte in einem Interview hierzu (nicht ganz) scherzhaft, dass man vor Gericht fragen sollte: „Schwören Sie, die Wahrheit zu sagen, nichts als die Wahrheit, oder was immer Sie für Ihre Erinnerung daran halten?" ([13]; Übersetzung durch den Autor). Es wundert vor diesem Hintergrund auch nicht, dass allein in den USA aufgrund der im Zeitalter der Genetik möglichen

DNA-Analysen bereits mehr als hundert Freisprüche von zumeist aufgrund von Zeugenaussagen Verurteilten (und zum Teil über Jahrzehnte zu Unrecht Einsitzenden) erfolgt sind (13). Nach einer Auswertung von 328 Verurteilungen aus den Jahren 1989 bis 2003, die wieder aufgehoben wurden, stieg deren Zahl von 12 im Jahr 1989 auf 43 im Jahr 2003 (1). Im Wesentlichen zeigte sich, dass DNA-Analysen zuverlässiger sind als Zeugenaussagen und dass eine nicht geringe Zahl von Menschen unschuldig einsitzt oder sogar bereits unschuldig zum Tode verurteilt wurde. In etwa zwei Drittel der Fälle trug mindestens eine später als falsch entlarvte Zeugenaussage zur Verurteilung bei.

Nicht nur die Justiz, sondern auch die Psychiatrie wird durch diese Befunde heftig tangiert: Unter dem Stichwort *unterdrückte Erinnerungen* erlangten – ganz besonders in den USA – diese Untersuchungen wesentliche Bedeutung im Zusammenhang mit dem wissenschaftlich fragwürdigen Konzept und den juristischen Auseinandersetzungen im Gefolge der Erfindung, „Diagnose“ und „Behandlung“ dieses „Syndroms“. Erinnern wir uns: In den 90er-Jahren kam es zu einer starken Zunahme von Fällen, in denen psychisch beeinträchtigte Menschen im Rahmen von „Therapien“ Zugang zu ihren zuvor unterdrückten Erinnerungen an frühkindliche Missbrauchserfahrungen erlangten. Dann erregten Fälle wie der des Kinderarztes John Danforth Aufsehen, der von einer ehemaligen Patientin auf 5 Millionen Dollar Schmerzensgeld verklagt worden war, weil er sie zwei Jahrzehnte zuvor im Alter von 8 bis 10 Jahren missbraucht habe. Die Klägerin Kim Logerquist war zuvor im Zeitraum von drei Jahren 57 Mal hospitalisiert und erst danach traten die „Flashbacks“ an die bis dato „unterdrückten“ Erinnerungen auf. Nach etwa 10 Jahren der gerichtlichen Auseinandersetzung durch die Instanzen wurde der Pädiater – mittlerweile Ende 60 – schließlich von allen Anschuldigungen freigesprochen. Man kann sich ausmalen, was dieser Prozess für die Lebensqualität seines siebten Lebensjahrzehnts bedeutete.

Nachdem sich amerikanische Gerichte mit Tausenden solcher Fälle beschäftigt hatten, kam eine neue Welle (13): „Eine große Anzahl von Patienten, die unter dem Einfluss fragwürdiger Therapien zur Auffassung gelangten, dass sie vielfach missbraucht worden waren, meinten später, dass ihre Erinnerungen falsch waren. Weil sie nicht selten alle Kontakte mit ihren Familien abgebrochen oder sogar versucht hatten, ihre Familien zu zerstören, klagten viele dieser ‚Zurückzieher‘ ihre früheren Therapeuten an, weil diese ihnen falsche Erinnerungen eingepflanzt hatten.“ In einem solchen Fall musste ein Psychiater in Chicago 10,6 Millionen Dollar Schadensersatz zahlen.

Hieran wiederum schlossen sich die Klagen der beteiligten Dritten an. Beispielsweise verklagten die von ihren Töchtern verklagten Väter nun ihrerseits die Therapeuten, gewannen und bekamen z.B. 500 000 Dollar vom Therapeuten gezahlt.

Eindrucksvolle Beispiele für Erinnerungstäuschungen liefern zuweilen auch Politiker: Im Nachhinein war oft manches anders. Nehmen wir an, dass es sich hierbei nicht in allen Fällen um politisch opportune Manöver, sondern manchmal tatsächlich um Erinnerungstäuschungen handelt. Und nehmen wir als Beispiel den US-

amerikanischen Präsidenten George W. Bush und das, was er nach den Anschlägen vom 11. September 2001 getan hat bzw. sagte getan zu haben (22). Weil es hier Ungereimtheiten gab, wurde am 27. November 2002 eine zehnköpfige Kommission (mit zusätzlichen 80 Vollzeitangestellten und einem Budget von 15 Millionen Dollar) gegründet, deren alleinige Aufgabe es war, mehr als 1 000 Leute zu befragen und über 2 Millionen Seiten an Dokumenten durchzukämmen, um herauszubekommen, was am 11. September wirklich geschah.
Bekanntermaßen besuchte der Präsident gerade eine Schule und saß im Klassenzimmer, als ihm die Nachricht vom ersten Passagierjet, der in den Nordturm des World Trade Center gerast war, mündlich überbracht wurde. Fragt man den Präsidenten, so sagte er (mehrmals öffentlich), dass er gleich nach den Anschlägen das Militär in Alarm versetzt habe. Erkundigt man sich bei General Richard Myers, so war er es, der das Militär alarmiert hat.
Und weiter: Am 4. Dezember 2001 hat Bush anlässlich einer Rede in Florida Folgendes gesagt (und bei anderen Gelegenheiten wiederholt): „Ich saß außerhalb des Klassenzimmers und wartete darauf, hineinzugehen, und da sah ich, wie ein Flugzeug in den Turm einschlug – der Fernseher lief offensichtlich. Und da ich früher selbst geflogen bin, sagte ich: Nun, da ist ein wahrhaftig schlechter Pilot am Werk." Das Problem mit dieser Aussage besteht nicht nur darin, dass nach Angaben des Schulrektors der Fernseher im Raum vor der Klasse nicht eingeschaltet war und auch gar nicht gewesen sein konnte, da er nicht mit der Steckdose verbunden war. Noch schwerer wiegt, dass nicht live im Fernsehen zu sehen war, wie der erste Jet in den Nordturm des World Trade Centers raste: Erst gegen Abend begannen manche Sender damit, zufällig gefilmte Amateurvideos dieses Ereignisses auszustrahlen. Das Einschlagen des zweiten Jets in den Südturm dagegen sahen Millionen Menschen live am Fernseher; zu diesem Zeitpunkt hatten sehr viele Nachrichtensender bereits Kamerateams vor Ort, die permanent auf den brennenden Turm gerichtet waren. Kurz: Der Präsident konnte auf keinen Fall gesehen haben, wie der erste Jet in den Nordturm raste, da es

1. keinen laufenden Fernseher gab und
2. das Ereignis nie live im Fernsehen zu sehen war.

Aber nicht nur der Präsident irrte sich in Bezug auf die Ereignisse: Andrew Card, der ihm die Nachricht vom Crash des zweiten Jets in den Südturm des World Trade Centers ins Ohr geflüstert hatte, irrte ebenso. Er hatte etwa ein Jahr später zu Protokoll gegeben, dass er sich sofort danach vom Präsidenten entfernte, der sich wenige Sekunden später bei der Klasse entschuldigte und den Raum verließ, um die Lage zu besprechen. Es existieren jedoch ungeschnittene Videoaufnahmen des lokalen Kabelfernsehens, die zusammen mit Zeugenaussagen etwas ganz anderes zeigen: Dass der Präsident nach der Nachricht des zweiten Anschlags noch mindestens für sieben Minuten im Klassenzimmer saß und zuhörte, wie Zweitklässler

Wörter buchstabierten und ihnen eine Geschichte über eine Spielzeugziege vorgelesen wurde.

Die Geschichte ist deshalb von großer Bedeutung, weil der erste Anschlag um 8:46 Ortszeit und der zweite um 9:02 Uhr erfolgt waren. Spätestens zu diesem Zeitpunkt war klar, dass es sich um geplante Terroranschläge handelte. Drei F-16-Abwehrjäger in Richtung Washington wurden jedoch erst um 9:30 Uhr gestartet, sodass dort ein dritter Jet um 9:37 unbehelligt durch die Luftabwehr ins Verteidigungsministerium rasen konnte. Und weil es im Herbst 2004 um die Wiederwahl des Präsidenten ging, weil er seine starke Reaktion gegenüber Terrorismus im Wahlkampf ins Feld führen wollte und weil nach diesen Tatsachen unklar war, wer in den USA wirklich was zu entscheiden hatte, als es darauf ankam, steht hier die Problematik der falschen Erinnerungen im Rampenlicht.

Dass das Gedächtnis dem Mann auf der Straße und auch einem Präsidenten im Amt gelegentlich Streiche spielen kann, weiß jeder. Und nun auch warum: Das Gedächtnis ist kein Kasten, in den man Inhalte steckt und wieder herausholt, sondern ein sich ständig veränderndes System; ein weicher Tonklumpen, der sich formt, sobald man ihn anfasst. Hören wir also auf damit, so zu tun, als sein es ein Karton!

Literatur

1. Anonymus. DNA convicts justics system. New Scientist 2004; 182 (2444): 6.
2. Bernstein DM, Whittlesea BWA, Loftus EF. Increasing confidence in remote autobiographical memory and general knowledge: Extensions of the revelation effect. Memory & Cogniton 2002; 30: 432–8.
3. Braun KA, Ellis R, Loftus EF. Make My Memory: How Advertising Can Change Our Memories of the Past. Psychology & Marketing 2002; 19: 1–23.
4. Burt CDB, Kemp S, Conway M. What happens if you retest autobiographical memory 10 years on? Memory & Cogniton 2001; 29: 127–36.
5. Garry M, Manning CG, Loftus EF, Sherman SJ. Imagination inflation: Imagining a childhood event inflates confidence that it occurred. Psychonomic Bulletin & Review 1996; 3: 208–14.
6. Hyman IE, Pentland J. The role of mental imagery in the creation of false childhood memories. Journal of Memory and Language 1996; 35: 101–17.
7. Joslyn S, Loftus EF, McNoughton A, Powers J. Memory for memory. Memory & Cogniton 2001; 29: 789–97.
8. Loftus EF, Palmer JC. Reconstruction of Automobile Destruction: An Example of the Interaction Between Language and Memory. Journal of Verbal Learning and Verbal Behavior 1994; 13: 585–9.
9. Loftus RF, Pickrell JE. The formation of false memories. Psychiatric Annals 1995; 5: 720–5.
10. Loftus EF. Creating False Memories. Sci Am 1997; 277: 70–5.
11. Loftus EF, Calvin WH. Memory's Future. Psychology Today 2001; 34: 55.

12. Loftus EF. Imagining the past. The Psychologist 2001; 14: 584–7.
13. Loftus EF. Memory Faults and Fixes. Science & Technology 2002; 18: 41–50.
14. Loftus EF. Award for Distinguished Scientific Applications of Psychology. Am Psychol 2003; 58: 864–73.
15. Loftus EF. Our changeable memories: legal and practical implications. Nature Reviews Neuroscience 2003; 4: 231–9.
16. Loftus EF. On science under legal assault. Journal of the American Academy of Arts & Sciences 2003; 132: 84–6.
17. Markowitsch HJ, Thiel A, Reinkemeier M, Kessler J, Koyuncu A, Heiss W-D. Right amygdalar and temporofrontal activation during autobiographic, but not during fictitious memory retrieval. Behavioural Neurology 2000; 12: 181–90.
18. Mazzoni GAL, Loftus EF, Kirsch. Changing Beliefs About Implausible Autobiographical Events: A Little Plausibility Goes a Long Way. Journal of Experimental Psychology: Applied 2001; 7: 51–9.
19. Mazzoni GAL, Memon A. Imagination can Create False Autobiographical Memories. Psychological Science 2003; 14: 186–8.
20. Nourkova V, Bernstein DM, Loftus EF. Biography becomes autobiography: distorting the subjective past. Am J Psychol 2004; 117: 65–80.
21. Paddock JR. When Knowing Becomes Remembering: Individual Differences in Susceptibility to Suggestion. The Journal of Genetic Psychology 2000; 161: 453–68.
22. Paltrow SJ. Inconsistencies cloud official U.S. accounts of Sept. 11 Responses. Panel focusses on who issued orders after initial attacks, and when. Bush's seven minutes in class. The Wall Street Journal Europe 2004; 22. März: 1, A12.
23. Spitzer M. Gedächtnis, Person und Gesellschaft. Individueller versus kollektiver Schaden und Nutzen. Nervenheilkunde 2004; 23: 241–4.
24. Thomas AK, Loftus EF. Creating bizarre false memories through imagination. Memory & Cogniton 2002; 30: 423–31.

Gedächtnis, Person und Gesellschaft

Individueller versus kollektiver Schaden und Nutzen

Die Lebenserfahrungen eines jeden Menschen sind in seinem Gehirn gespeichert, die guten und die schlechten. Sie machen dessen Individualität aus, viel mehr als dessen Gene (weswegen eineiige Zwillinge bei einer politischen Wahl zwei Stimmen haben). Die Lebenserfahrungen, gespeichert im Gedächtnis, machen jeden Menschen unverwechselbar zu demjenigen, der er ist, und zu dem er sich beständig weiterentwickelt. Wir sprechen unsere Muttersprache, teilen die Sitten und Gebräuche unserer Kultur und schätzen unsere Erinnerungen an gute Tage, frohe Stunden und schöne Begebenheiten. Jeder Mensch *ist* – so könnte man sagen – sein Gedächtnis. Insofern gehören Erkrankungen, bei denen das Gedächtnis verloren geht, zum Schlimmsten, was einer Person zustoßen kann.
Menschen können jedoch nicht nur unter dem Verlust ihrer Erinnerungen leiden, sondern auch darunter, dass diese nicht verloren gehen. Wer kennt nicht die quälende Erinnerung an peinliche Begebenheiten, die Angst beim Gedanken an gefährliche Situationen oder die empfundene Bedrückung beim Gedenken an verstorbene liebe Menschen. Und wie wir Gesunde uns den Morbus Alzheimer als die ins pathologische gesteigerte Gedächtnislücke vorstellen, können wir auch Erkrankungen, bei denen bestimmte Erinnerungen sich immer wieder aufdrängen, versuchsweise nachempfinden. Zwangsgedanken, die Phobie und die posttraumatische Belastungsstörung (PTSD) stehen für ein pathologisches Zuviel an Gedächtnis, für das Leiden daran, eine Erinnerung *nicht* nicht haben zu können.
Je besser wir die neuronale Mechanik von Gedächtnisprozessen verstehen (z.B. [1, 13, 14, 21]), desto eher wird es uns möglich sein, sie zu beeinflussen und damit zum einen das Vergessen gewünschter und zum anderen das Behalten unerwünschter Erinnerungen zu verhindern. Cholinesterasehemmer sind hier erst der Anfang, wie eine kürzlich im Fachmagazin *Science* erschienene Übersicht zu neuen Pharmafirmen, deren Produkte eine Verbesserung des Gedächtnisses versprechen, ergab (12). Benzodiazepinderivate können das Einspeichern neuer Inhalte bekanntermaßen stören. Das hat nicht nur als Nebenwirkung von Schlafmitteln, sondern auch als gewünschter Effekt von Beruhigungsmitteln beispielsweise bei ambulanten medizinischen Prozeduren in das medizinische Kalkül Eingang gefunden. Auch die Behandlung von PTSD mit transkranieller Magnetstimulation (TMS; [3]) oder mit Substanzen, die derzeit als illegale Rauschdrogen klassifiziert werden (wie Designerdrogen oder Cannabinoide; [4] bzw. [20]), macht deutlich, dass es uns in zunehmendem Maße möglich sein wird, Gedächtnisprozesse ganz nach unseren Wünschen zu beeinflussen. „Sie wollen sich nicht mehr an X erinnern? – In Ordnung,

das haben wir gleich", mag man bald in psychiatrischen Praxen vernehmen: Der Gedächtnisinhalt X wird daraufhin durch Gespräche reaktiviert und damit labilisiert (22), und schließlich mittels geeigneter Psychopharmaka im labilen Zustand gelöscht. Im Grunde genommen wäre dies nur eine einfachere (und womöglich wirksamere) Variante der heute üblichen Psychotherapieverfahren, von der klassischen Analyse bis zum Verfahren der Desensibilisierung und Neuorientierung durch Augenbewegungen (eye movement desensitization and reprocessing; EMDR).

Kurz zusammengefasst können wir damit festhalten: Wir beeinflussen in der Praxis bereits therapeutisch Gedächtnisprozesse, sowohl im Hinblick auf das Behalten gewünschter als auch im Hinblick auf das Vergessen unerwünschter Erinnerungen. Warum also sollen wir uns darüber weiter Gedanken machen?

Zwei Gründe seien hier diskutiert: Zum einen unser Wissenszuwachs und zum anderen unsere menschliche Natur. Wir wissen immer genauer, dass unser Gedächtnis die Dinge nicht nur rekonstruiert, sondern zuweilen auch konstruiert. Diese Idee wurde von Freud explizit im Rahmen seiner Überlegungen zu psychotherapeutischen Prozessen vorgebracht (5) und später von Sozialpsychologen und experimentellen Psychologen wie Elizabeth Loftus (9, 10, 23) und Daniel Schacter (18, 19) verfolgt.

Insbesondere vor dem Hintergrund der Theorien zur Funktion neuronaler Strukturen aus dem Bereich der neuronalen Netzwerke wird sehr deutlich, dass das Gedächtnis nicht als ein passiver Speicher von Inhalten zu verstehen ist – gleich einem Schuhkarton voller Dateikarten –, sondern als aktives System, dessen gespeicherten Inhalte bei jedem Prozess von deren Aktualisierung verändert werden. Versteht man das Gedächtnis als Anlage gebrauchsabhängiger Spuren im Netzwerk neuronaler Informationsverarbeitung (in Analogie zu Spuren, die durch Herumlaufen in einem frisch verschneiten Park entstehen; vgl. [24]), so wird deutlich, dass der Abruf von Informationen (d.h. das erneute Umhergehen im verschneiten Park) die angelegten Spuren notwendigerweise verändern muss. Wenn das Gedächtnis aber nicht nur abspeichert und wieder aufruft, sondern konstruiert und rekonstruiert und wieder konstruiert etc., und wenn wir diese Prozesse beeinflussen können, dann stellt sich die Frage, wie weit diese Beeinflussung reichen darf.

Ein künstlich erzeugtes falsches Gedächtnis ist für die meisten von uns eine Horrorvorstellung. Man denke nur an den Film *Matrix*: Menschen dienen nur noch der Stromerzeugung für Maschinen, und damit sie das nicht merken, werden sie mit netten Wahrnehmungen und Erinnerungen ausgestattet, während sie regungslos und brav in der Nährlösung schwimmen.

Der zweite Grund, sich hierüber Gedanken zu machen, liegt in der sozialen Natur des menschlichen Lebens. Der Mensch ist nicht zufällig nicht allein auf der Welt; er kann vielmehr alleine gar nicht existieren: nicht sprechen lernen und nicht lernen, sich zu versorgen, sich zu kümmern (um wen?), zu lieben (wen?) oder sich zu freuen (mit wem?). Auch das Erinnern ist ein Prozess, der sich in der Gemeinschaft vollzieht und der durch die Gemeinschaft geprägt ist. Kultur ist gemeinschaftliche Erinnerung zum Zweck gemeinschaftlichen Lebens und Handelns. Wenn wir Gedächtnisprozesse ändern, ändern wir damit zwangsläufig Kultur!

Vielleicht lässt sich dies gerade nirgends besser illustrieren als in Deutschland, wo zu Recht die Notwendigkeit, sich an die Vergangenheit zu erinnern, angemahnt wird und Sozialpsychologen nachgewiesen haben, dass dieses Erinnern beim Einzelnen oft nicht ganz den Tatsachen entspricht. „Das Familiengedächtnis basiert nicht auf der Einheitlichkeit des Inventars seiner Geschichten, sondern auf der Einheitlichkeit und Wiederholung der Praxis des Erinnerns [...]. Ihre synthetische Funktion wird immer aufs Neue realisiert [...]", schreiben Welzer und Mitarbeiter (26) in ihrem Buch *Opa war kein Nazi* über das Familiengedächtnis an den Holocaust. Unser Familienalbum (was in jeder einzelnen Familie erinnert wird) passt nicht zu unserem aufgeklärten Lexikon (dem Wissen um die Greueltaten vieler Menschen in Deutschland während der Zeit des NS-Regimes) – so lautet in etwa die These zur Verarbeitung des Nationalsozialismus, die anhand der Auswertung vieler Interviews belegt wird.

Das Lexikon, das kulturelle Erbe einer Gemeinschaft, ist jedoch letztlich nichts weiter als die Summe der Erinnerungen aller. Es wird damit langfristig von Einzelnen getragen und ist letztlich durch Einzelne sogar implementiert. Dann aber haben Techniken zur Beeinflussung des Gedächtnisses auch langfristige Auswirkungen auf die Kultur. Bislang waren diese Techniken nicht sehr effektiv bzw. waren von derselben Natur wie das „Familienalbum": Man redete darüber. Das hat sich geändert, denn wir verstehen aufgrund der Fortschritte in den Neurowissenschaften auch die Prozesse des Veränderns oder Löschens von Erinnerungen besser als je zuvor. Damit jedoch stellen sich neue Fragen nach der Anwendung der technischen Möglichkeiten.

Diesen Fragen geht ein Bericht nach, der im Oktober 2003 vom nationalen Ethikrat dem US-amerikanischen Präsidenten vorgelegt wurde (6). In ihm wird den Konsequenzen der Biotechnologie nachgegangen, sofern sie sich nicht auf die Therapie pathologischer Zustände, sondern auf das „Verbessern" des gesunden Menschen beziehen (daher der Name des Reports: *Beyond Therapy*; [Abb. 1]). Der umfangreiche, auf 22 Sitzungen des Ethikrats beruhende Bericht untersucht in seinen vier zentralen Kapiteln die Auswirkungen biotechnologischen Fortschritts auf die Befriedigung der vier „tiefen und bekannten menschlichen Wünsche" nach: „besseren Kindern, überlegener Leistung, nicht alternden Körpern und glücklichen Seelen" – so steht es im Vorwort. Und wer meint, es handele sich hierbei um eine rein akademische Angelegenheit, der werfe einen Blick in seine Spam-E-Mails.

Dabei fing alles ganz harmlos an: Vor 11 Jahren wurde eine für den Zusammenhang von Gedächtnis und Emotionen wichtige Studie publiziert (2). Schon lange war bekannt, dass akute emotionale Erregung dazu führen kann, dass wir uns bestimmte Dinge besser behalten. Wer einmal nachts überfallen wurde, wird sich an jedes Detail der Situation noch nach Jahren sehr genau erinnern können. Um diesem Sach-

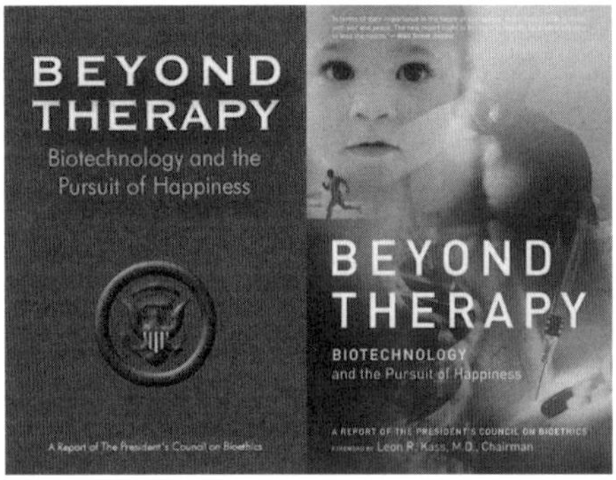

Abb. 1 Der Report der Kommission des Präsidenten (links) ist auch als Buch (rechts) erhältlich.

verhalt der emotionalen Beteiligung kontrolliert nachzugehen, wurde die Abhängigkeit der Gedächtnisleistung von der emotionalen Beteiligung experimentell untersucht. Versuchspersonen bekamen jeweils eine von zwei emotional unterschiedlichen Geschichten vorgelesen.

Die erste Geschichte verlief recht langweilig und lautete wie folgt: Ein Junge fährt mit seiner Mutter durch die Stadt, um den Vater, der im Krankenhaus arbeitet, zu besuchen. Dort zeigt man dem Jungen eine Reihe medizinischer Behandlungsverfahren.

Geschichte 2 war dramatischer: Ein Junge fährt mit seiner Mutter durch die Stadt und wird bei einem Autounfall schwer verletzt. Er wird rasch in ein Krankenhaus gebracht, wo eine Reihe medizinischer Behandlungsverfahren durchgeführt wird.

Die Versuchspersonen bekamen im Anschluss eine Art Liste mit den Behandlungsmaßnahmen der Klinik vorgestellt und wurden dann nach Hause geschickt. Eine Woche später ergab eine Befragung, dass diejenigen Versuchspersonen die Details der medizinischen Behandlungsverfahren besser behalten hatten, welche die emotionsgeladene Geschichte 2 gehört hatten.

Um den Mechanismus der Verbesserung des Lernens durch Emotionen weiter aufzuklären, wurde das Experiment wiederholt, jedoch mit einem kleinen Unterschied: Alle Versuchspersonen erhielten vor dem Experiment 40 mg Propranolol zur Dämpfung des sympathischen Nervensystems. Eine Woche später zeigte die Messung der Erinnerungsleistung Folgendes: Die Versuchspersonen, denen die Geschichte 1 vorgelesen worden war, erinnerten sich an ebenso wenige Behandlungsverfahren wie die Versuchspersonen im Experiment zuvor (d.h. ohne Propranolol). Die Erinnerungsleistung der Versuchspersonen, die Geschichte 2 gehört hatten, war dagegen unter Propranolol vermindert. Ganz offensichtlich hatte die medikamentöse Dämpfung ihrer emotionalen Reaktion auf die bewegende Geschichte zu einer Verminderung der Gedächtnisleistung geführt.

Mit anderen Worten: Es war möglich, die Erinnerung an unangenehme Ereignisse zu vermindern. Falls Sie also Beta-Blocker vor Prüfungen oder Auftritten einnehmen, sei Ihnen gesagt, dass Sie zwar das Ereignis angstfreier überstehen werden, dass Sie sich jedoch auch weniger gut daran erinnern werden.

Es dauerte einige Jahre, bis diese Einsichten aufgrund entsprechender Studien in psychiatrisches Wissen umgemünzt wurden (11, 16, 17, 25). Man kann heute davon ausgehen, dass die akute Gabe von Beta-Blockern nach einem traumatischen Ereignis die Wahrscheinlichkeit der Erinnerung daran sowie der Entstehung einer posttraumatischen Belastungsstörung verringern können.

Wenn dies aber so ist, kommt eine neue Aufgabe auf Psychiater zu: Es wird viele geben – Polizisten, Katastrophenhelfer, Soldaten und Zivilisten –, die jeweils nach belastenden Einsätzen darauf bestehen werden, ein Medikament zu bekommen, das es ihnen in Zukunft ermöglicht, leichter mit dem Trauma zu leben. Und wenn 8% der Bevölkerung unter PTSD leiden (8), dann haben Psychiater hier in der Tat ein ganz neues und wichtiges Betätigungsfeld.

Wenn wir jedoch so handeln, dann werden wir erst recht dafür sorgen, dass sich nicht nur die leicht rosa getönte Brille der intrafamiliären Verarbeitung über unser Gedächtnis legt (die ohnehin schon dafür sorgt, dass Opa kein Nazi war), sondern dass zudem die stark rosa Brille rechtzeitig gegebener Beta-Blocker diese Erinnerungen entweder löscht oder wenigstens in einem anderen Licht (rosa) erscheinen lässt.

Als Deutsche müssen wir daher besonders sensibel sein für die Argumente der Bioethik-Kommission des amerikanischen Präsidenten. Dort wird explizit vor den Folgen derartiger Beeinflussungen unseres Gedächtnisses gewarnt: Obwohl die Pille nach dem Trauma gut sein kann für das Individuum, sei sie schlecht für die Gesellschaft, wird dort mit aller Deutlichkeit argumentiert ([6], Kapitel 5; S. 268ff): „The promise and the peril of memory-blunting and mood-brightening drugs may prove to be quite profound. The awesome powers modern science has placed in our hands to control the external world increasingly enable us to control our inner experience, indeed to sever the link between subjective experience and our actions in the world. [...] increasingly we can produce through drugs the subjective experience of contentment and well-being in the absence of the goods that normally engender them. In some cases – as with traumatic memories or a pervasive and crippling sense of anxiety and despair – the new drugs can help return a person to the world and enable him to take responsibility for his life. But in many other cases, the growing power to manage our mental lives pharmacologically threatens our happiness by estranging us not only from the world but also from the sentiments, passions, and qualities of mind and character that enable us to live in it well. [...] Memory- and mood-altering drugs pose a fundamental danger to our pursuit of happiness. [...] A society whose citizens can obtain tranquility on demand and enjoy no-fault ecstasy is a society whose citizens are bound to be less prepared to perform the responsibilities incident to citizenship in a free country. [...] Laws are not self-enacting. Emergencies [...] will happen. But who will judge wisely, who will act honorably, who will rise to the occasion should drugs increasingly estrange us from the satisfactions connected to acting wisely and well? Who will take seriously even the everyday duties to kith and kin in a world that esteems – and uses medicine to produce – self-satisfied egos?“

Der Bioethiker Arthur Caplan würde in seinem Ethik-Einführungskurs eine solche Argumentation maximal mit einer 4 bewerten ([15], S. 36), jedoch glaube ich nicht, dass man mit diesen Überlegungen so einfach fertig wird. Andererseits hat er Recht, dass die Idee, wir bräuchten leidende Märtyrer für das Wohlergehen unserer Gesellschaft, grausam und den betreffenden Personen gegenüber ausbeutend ist. Wer entscheidet, wem geholfen wird und wer – dem kollektiven Gedächtnis zuliebe – lebenslang leiden muss?
Bislang musste sich diese Frage niemand stellen, und wer seinen Kummer im Alkohol ertränkte, tat dies im Stillen, nicht auf Rezept vom Arzt und finanziert von der Gemeinschaft. Die Fortschritte der Biotechnologie machen es jedoch notwendig, dass wir uns fragen, was wichtiger ist, das Glück des Einzelnen oder das (Ge-) Wissen der Gemeinschaft. Diese Fragen sind unbequem (7). Und die Antworten werden weder auf unsere gewohnten politischen Schablonen passen noch werden wir mit ihnen leicht und rasch fertig werden.

Literatur

1. Anderson MC, Ochsner KN, Kuhl B, Cooper J, Robertson E, Gabrieli SW, Glover GH, Gabrieli JDE. Neural Systems Underlying the Suppression of Unwanted Memories. Science 2004; 303: 232–5.
2. Cahill L, Prins B, Weber M, McGaugh J. B-adrenergic activation and memory for emotional events. Nature 1994; 371: 702–4.
3. Cohen H, Kaplan Z, Kotler M, Kouperman I, Moisa R, Grisaru N. Repetitive transcranial magnetic stimulation of the right dorsolateral prefrontal cortex in Posttraumatic Stress Disorder: A double-blind, placebo-controlled study. Am J Psychiatry 2004; 161: 515–24.
4. Doblin R. A clinical plan for MDMA (Ecstasy) in the treatment of posttraumatic stress disorder (PTSD): partnering with the FDA. J Psychoactive Drugs 2002; 34: 185–94.
5. Freud S. Konstruktionen in der Analyse. Gesammelte Werke Bd. XVI. Frankfurt a. M: S. Fischer 1937/1950, 43–56.
6. Kass LR. Beyond Therapy. Biotechnology and the pursuit of perfection. Washington, D.C: The President's Council on Bioethics 2003 (www.bioethics.gov).
7. Kennedy D. Just treat, or enhance? Science 2004; 304: 17.
8. Kessler RC, Sonnega A, Bromet E et al. Post-Traumatic Stress Disorder in the National Comorbidity Study. Arch Gen Psychiatry 1995; 52: 1048–60.
9. Loftus EF. Memory Faults and Fixes. Science & Technology 2002; 18: 41–50.
10. Loftus EF. Our changeable memories: legal and practical implications. Nature Reviews Neuroscience 2003; 4: 231–9.
11. Marmar C, Neylan TC, Schoenfeld FB. New directions in the Psychopharmacology of Posttraumatic Stress Disorder. Psychiatric Quarterly 2002; 73: 259–70.
12. Marshall E. A star-studded search for memory-enhancing drugs. Science 2004; 304: 36–8.
13. McGaugh J. Significance and remembrance: The role of neuromodulatory systems. Psychological Science 1990; 1: 15–25.

14. McGaugh J. Memory consolidation and the amygdala: a system perspective. Trends in Neuroscience 2002; 25: 456–61.
15. Miller G. Learning to forget. Science 2004; 304: 34–6.
16. Nestler EJ, Barrot M, Di Leone RJ et al. Neurobiology of depression. Neuron 2002; 34: 13–25.
17. Pitman RK, Sanders KM, Zusman RM et al. Pilot study of secondary prevention of Posttraumatic Stress Disorder with Propranolol. Biol Psychiatry 2002; 51: 189–92.
18. Schacter DL (ed). Memory distortion: How minds, brains, and societies construct the past. Cambridge, MA: Harvard University Press 1997.
19. Schacter D. The seven sins of memory: How the mind forgets and remembers. New York: Houghton Mifflin 2001.
20. Spitzer M, Satrapi P, Zimmermann T. Heilversuch bei schwerer posttraumatischer Belastungsstörung mit einem Cannabispräparat. Nervenheilkunde 2003; 23: 111–2.
21. Spitzer M. Konsolidierung und Rekonsolidierung. Nervenheilkunde 2003; 22: 54–6.
22. Spitzer M. Behalten nach dem Lernen: Konsolidierung. Nervenheilkunde 2004; 23: 65–7.
23. Spitzer M. Falsche Erinnerungen. Nervenheilkunde 2004; 23: 300–4.
24. Spitzer M. Selbstbestimmen. Gehirnforschung und die Frage: Was sollen wir tun? Heidelberg: Spektrum Verlag 2004.
25. Vaiva G, Duqcrocq F, Jezequel K, Brunet A, Marmar CR. Immediate treatment with propranolol decreases PTSD two months after trauma. Biol Psychiatry 2003, 54 (9): 947–9.
26. Welzer H, Moller S, Tschuggnall K. Opa war kein Nazi. Nationalsozialismus und Holocaust im Familiengedächtnis. Frankfurt a.M.: Fischer 2002.

Soziale Neurowissenschaft

Zur kognitiven Neurowissenschaft sozialer Prozesse oder warum Vorurteile dumm machen

Nach der *kognitiven* (Gazzaniga 1989) und der *affektiven* Neurowissenschaft (Panksepp 1998) ist die *soziale Neurowissenschaft* der neueste Name für den Versuch, höhere geistige Leistungen des Menschen mit den neuen Methoden der nicht-invasiven Bildgebung zu erfassen und aufzuklären. Der Name ist unglücklich gewählt: Es macht wenig Sinn, das Erschließen jeder einzelnen geistigen Leistung mit einem bestimmten Methodenarsenal zu einer eigenen Wissenschaft zu erheben. Wir hätten sonst längst auch perzeptive, volitionale, attentive, linguistische oder lokomotorische Neurowissenschaften. Ebenso wie die implizierten Forschungsgegenstände unter das Wort des *Kognitiven* subsummiert wurden, sollte dies auch mit den Bereichen des Affektiven und des Sozialen möglich sein. Schließlich meint „kognitiv" nichts weiter als „auf höhere geistige Leistungen bezogen" und ist keineswegs als Gegenbegriff zu „affektiv" oder „sozial" aufzufassen.

Wie immer, wenn wirklich Neues in den Blick rückt, wird es jedoch in der Wissenschaft richtig spannend. So auch in den letzten Monaten, in denen eine ganze Reihe von Untersuchungen zu den bei sozialen Phänomenen beteiligten zentralnervösen Prozessen erschienen. Dass es dabei um weit mehr geht als um ein Zentrum, in dem „es leuchtet", wenn man miteinander umgeht, oder um ein „Rassismus-Zentrum" (1), wenn man mit Menschen anderer Rassenzugehörigkeit in Kontakt kommt, zeigt eine Studie von Richeson und Mitarbeitern (3, 4) sehr klar: Nicht so sehr die beteiligten Strukturen machen diese Untersuchung so interessant, sondern die gefundenen *Mechanismen*.

„Haben Sie was gegen Schwarze?" – Wer so fragt, wird in der Regel Antworten wie „Nein", „Nein, wo denken Sie hin" oder „Nein, ich doch nicht" erhalten; insbesondere in den USA, wo man sehr genau auf „political correctness" achtet. Vorurteile gegenüber Schwarzen, Roten, Gelben, Alten, Jungen, Behinderten, Spaniern, Vietnamesen, Frauen oder irgendeiner anderen gesellschaftlichen Gruppe werden dort ebenso streng geahndet, wie sie zugleich faktisch implementiert sind (die Rasse bestimmt nicht nur in den USA ebenso noch immer das Einkommen wie die soziale Herkunft, das Alter oder das Geschlecht der Person).

Wer also wissen will, wie es mit den Vorurteilen einer Person aussieht, hat schlechte Karten, fragt er einfach nur danach. Diese Einsicht hatte schon Sigmund Freud vor gut 100 Jahren, und sie bewog ihn dazu, weniger darauf zu achten, was die Leute bewusst sagen, sondern, was sie unbewusst von sich geben: Seine noch heute sehr lesenswerte „Psychopathologie des Alltagslebens" von 1904 ist voll von Beispielen, in denen Menschen etwas Bestimmtes nicht sagen wollen und es dann dennoch durch ihre (Sprach-)Handlungen verraten.

Bei der Untersuchung von Vorurteilen machen sich Forscher bis heute unbewusste Assoziationen zu Nutze, d.h. die bekannte Tatsache der Existenz erfahrungsabhängiger Informationen in Form neuronaler Verknüpfungen speichernder Netzwerke. Woran denken Sie, wenn ich „kalt" sage? – „heiß" haben Sie jetzt wahrscheinlich gedacht, wie übrigens die meisten Menschen. Und woran liegt dies? Unser Gehirn bildet Spuren regelhafter Zusammenhänge der Umgebung aus (dazu zählt auch die Sprachumgebung), es repräsentiert also gleichsam die Statistik seines Inputs in sich. Nun zeichnen sich Antonyme dadurch aus, dass sie die gleiche sprachliche Umgebung besitzen (das Haus ist groß/klein, die Suppe ist heiß/kalt, das Auto fährt

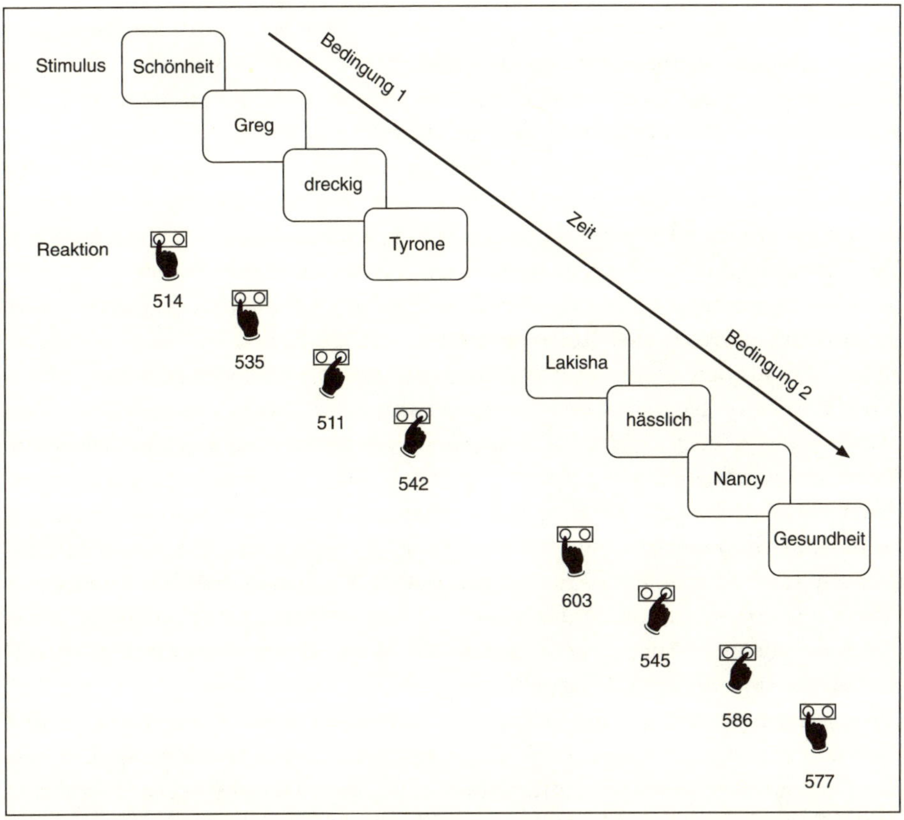

Abb. 1 Schematische Darstellung der Aufgabe (IAT) zur Messung impliziter Assoziationen (nach [2]). Der Test ist einfach auszuführen (oben, Bedingung 1), wenn auf „weiße" Vornamen und positive Wörter mit der gleichen Taste zu reagieren ist (und auf „schwarze" Vornamen und negative Wörter ebenfalls mit einer, der anderen Taste). Soll die Versuchsperson jedoch (unten, Bedingung 2) auf „weiße" Vornamen und negative Wörter mit der gleichen Taste (und auf „schwarze" Vornamen und positive Wörter mit der anderen, zweiten Taste) reagieren, braucht sie länger und macht mehr Fehler.

langsam/schnell etc.), weswegen Gegensätze in unseren Köpfen von allen begrifflichen Relationen am stärksten verknüpft sind.

Der Implicite-Association-Test (IAT) dient zur Messung von Vorurteilen. Er fühlt den automatischen assoziativen Verbindungen im Gehirn einer Person durch eine ebenso einfache wie clevere Versuchsanordnung auf den Zahn (Abb. 1). Stellen Sie sich vor, Sie sitzen vor einem Bildschirm, sehen Wörter und müssen durch Drücken eines von zwei Knöpfen auf die Wörter reagieren: In der einen Bedingung drücken Sie links bei positiven Wörtern und bei Vornamen, die in der weißen Bevölkerung häufig vorkommen, sowie rechts bei negativen Wörtern und einem in der schwarzen Bevölkerung typischen Vornamen.

In der anderen Bedingung drücken Sie links bei positiven Wörtern und einem „schwarzen" Vornamen sowie rechts bei negativen Wörtern und einem „weißen" Vornamen. Diese Bedingung ist für praktisch alle Menschen – einschließlich übrigens der Mehrheit der schwarzen Bevölkerung – schwerer als die erste, denn wir sind es gewohnt, weiße Menschen positiver zu betrachten als schwarze, *auch wenn wir dies nicht wahrhaben wollen* und uns bewusst gegen solche Vorurteile wehren. Die Gesellschaft einschließlich der Medien versorgt uns mit genügend Erfahrungen, die in uns entsprechende Spuren hinterlassen haben. Auch wenn wir diese bewusst ablehnen, sind sie deswegen noch lange nicht verschwunden. Die Spuren sind vielmehr noch immer vorhanden und lassen sich durch Tests wie den IAT nachweisen. Der Unterschied in den Reaktionszeiten und Fehlern unter der Bedingung „weiß-positiv/schwarz-negativ" und der Bedingung „schwarz-positiv/weiß-negativ" zeigt das Ausmaß automatischer Reaktionstendenzen einer Person und lässt sich damit als ein Maß für deren (unbewusste) Vorurteile gegenüber Schwarzen verwenden.

Nachdem die Teilnehmer diesen Test hinter sich hatten, wurden sie jeweils von einem schwarzen Versuchsleiter gebeten, das System der Bruderschaften sowie die Profile der unterschiedlichen Rassen an ihrer Universität zu diskutieren. Eine andere Gruppe diskutierte diese Fragen dagegen mit einem weißhäutigen Versuchsleiter. Danach wiederum mussten die Versuchspersonen den bekannten Stroop-Farbwort-Farbe-Benennungs-Test durchführen. Bei diesem auf den Amerikaner John Ridley Stroop (6) zurückgehenden Test muss die Versuchsperson die Farbe von Wörtern benennen (Abb. 2), bei denen es sich „dummerweise" um Farbwörter handelt, die in einer anderen Farbe gedruckt sind.

Dieser Test misst, wie gut der Teilnehmer dazu in der Lage ist, eine automatische Reaktion entlang eingeschliffener Spuren (eben das Lesen des Wortes) zu unterdrücken und stattdessen willentlich eine andere, weniger nahe liegende Reaktion auszuführen. Er bestimmt daher das Ausmaß an kognitiver Kontrolle, die eine Person zu leisten im Stande ist. Dafür braucht jede Person einen gewissen mentalen Aufwand (wie man merkt, wenn man den Test selbst macht), der recht ermüdend sein kann. Zudem ist die Kapazität zu solchem Aufwand begrenzt, weswegen der Stroop-Test schlechter verläuft, wenn zugleich noch etwas anderes zu tun ist. So geht das Lesen von Verkehrsschildern beispielsweise beim Autofahren recht gut

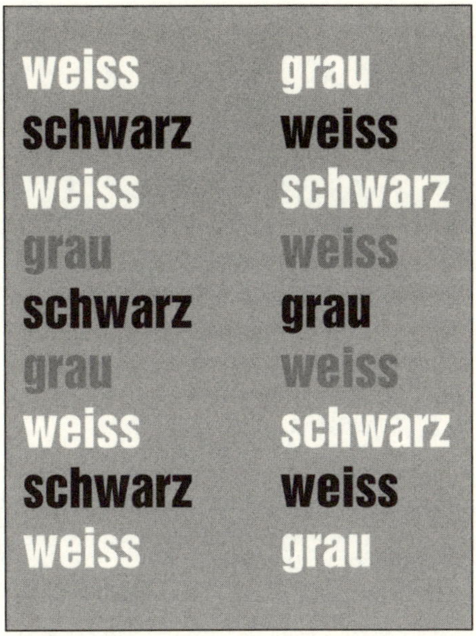

Abb. 2 Der Stroop-Test ist einer der ältesten und zugleich bekanntesten Tests in der Psychologie. Er beruht darauf, dass das Lesen überlernt ist, d.h., wir können eines *nicht*: ein Wort betrachten, *ohne* es zu lesen. Das Benennen der Farbe eines Wortes („grau" in schwarz geschrieben) wird durch das Lesen gestört, denn das gelesene Wort liegt im Geiste etwa 150 ms früher vor als die benannte Farbe. Man spricht von *Interferenz*. Lesen geht schlichtweg schneller als das Benennen von Farben. Sollen demgegenüber die Wörter vorgelesen werden, stört deren Farbe praktisch kaum; sie kommt zu spät zum Stören. Und das Benennen der Farbe von Wörtern in der kongruenten Bedingung („weiß" in weißer Farbe geschrieben) geht sowieso wie geschmiert, denn hier hilft das „automatische" Lesen.

und behindert den Fahrer in begrenztem Umfang. Müsste der Fahrer hingegen beim Fahren die Farbe inkongruenter Farbwörter benennen, hätte er große Mühe und könnte sich nur schlecht auf den Verkehr konzentrieren – mit all den möglichen negativen Folgen.

Wird diese kognitive Kontrolle im Umgang mit einem schwarzen Versuchsleiter benötigt, steht sie nicht mehr für den Stroop-Test zur Verfügung. Je mehr rassistische Vorurteile eine Person hat und je mehr sie sich beim Umgang mit dem schwarzen Versuchsleiter „am Riemen reißen" muss, um ihre Vorurteile im Zaun zu halten, desto schlechter sollte sie daher direkt danach im Stroop-Test abschneiden: Sie hat ihre Kontrollressourcen schon auf das Zähmen ihrer Vorurteile (d.h. ihrer automatischen Reaktionstendenzen) verwendet. Und genau dieses Ergebnis zeigte sich auch: Die Korrelation zwischen dem IAT-Wert (als Maß für die Stärke der Vorurteile einer Person) und der Stroop-Interferenz betrug 0,67 ($p < 0{,}01$; Abb. 3). Wer nach dem Test hinsichtlich der Vorurteile mit einem weißen Versuchsleiter über Bruderschaften Und tschüß Rassenprofile diskutierte, zeigte hingegen keine solche Abhängigkeit der Leistung im Stroop-Test von der Stärke der Vorurteile: Dies lässt sich als Indiz dafür werten, dass diese Versuchspersonen sich (beim Umgang mit einem weißhäutigen Menschen) nicht kontrollieren mussten und daher die Ressourcen ihrer kognitiven Kontrolle (man könnte auch sagen: ihren Grips) ganz auf den Stroop-Test verwenden konnten.

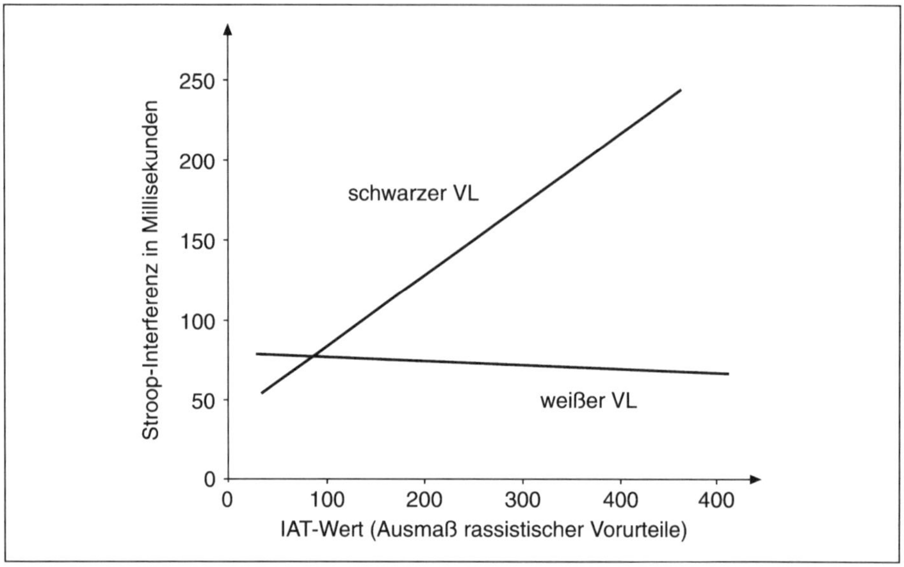

Abb. 3 Zusammenhang zwischen Vorurteilen gegenüber der schwarzen Bevölkerung und der Interferenz im Stroop-Test (3). Je mehr Vorurteile eine Person gegenüber der schwarzen Bevölkerung hat, desto mehr kognitive Kontrolle braucht sie, um diesen Vorurteilen während eines Gesprächs mit einem schwarzen Versuchsleiter entgegenzuwirken. Entsprechend bleibt ihr weniger Kapazität für den Stroop-Test übrig. Die vorhandenen rassistischen Vorurteile wirken sich nicht auf den Stroop-Test aus, wenn dieser nach der Interaktion mit einem weißen Versuchsleiter durchgeführt wird.

Die hinter dieser Interpretation stehende Annahme, das Ausmaß der Ressourcen zur kognitiven Kontrolle sei insgesamt beschränkt, ist durch eine ganze Reihe von Experimenten sehr gut belegt: Die Menge dessen, was wir bewusst kontrolliert geistig tun können, ist extrem begrenzt. Braucht man seinen „Grips“ für das eine, steht er für andere Aufgaben nicht mehr zur Verfügung – dieses Phänomen kennt jeder.

Um der ganzen Sache nun auch neurobiologisch auf den Grund zu gehen, wurde bei den Probanden innerhalb von zwei Wochen nach dem beschriebenen Experiment eine Untersuchung mittels funktioneller Magnetresonanztomographie (fMRT) durchgeführt. Dies hatte aus der Sicht der Probanden nichts mit den Verhaltensexperimenten zu tun. Der Test bestand darin, dass die Versuchspersonen im MR-Tomographen die Gesichter dunkelhäutiger („schwarzer“) und hellhäutiger („weißer“) Menschen betrachteten. Untersuchte man nun, in welchen Gebieten im Gehirn beim Betrachten schwarzer Gesichter die Aktivierung stärker war als beim Betrachten weißer Gesichter, so zeigten sich diejenigen Areale, die mit kognitiver Kontrolle in Verbindung gebracht werden: rechter und linker mittlerer frontaler Gyrus sowie der rechte anteriore Gyrus cinguli (Abb. 4).

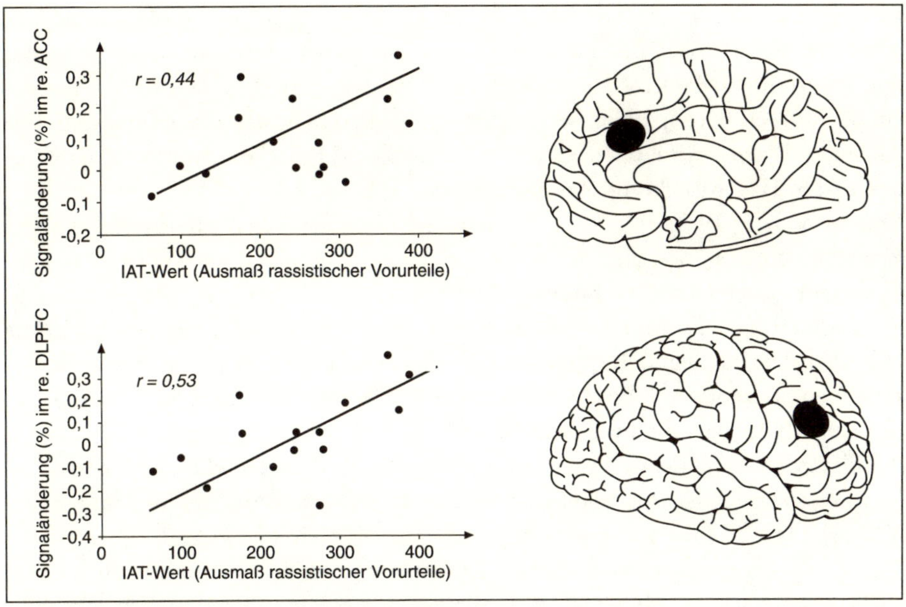

Abb. 4 Aktivierung beim Betrachten schwarzer versus weißer Gesichter im mittleren Gyrus des dorsolateralen präfrontalen Kortex (rechts unten) und im vorderen rechten Gyrus cinguli (rechts oben). Korrelation der rassenbezogenen Vorurteile (ermittelt im IAT) und der Aktivierung des rechten anterioren Gyrus cinguli (ACC; $r = 0{,}44$; $p = 0{,}05$) sowie des rechten mittleren frontalen Gyrus (DLPFC; $r = 0{,}53$; $p < 0{,}05$). Es fanden sich keine weiteren signifikanten Korrelationen (nach [4]).

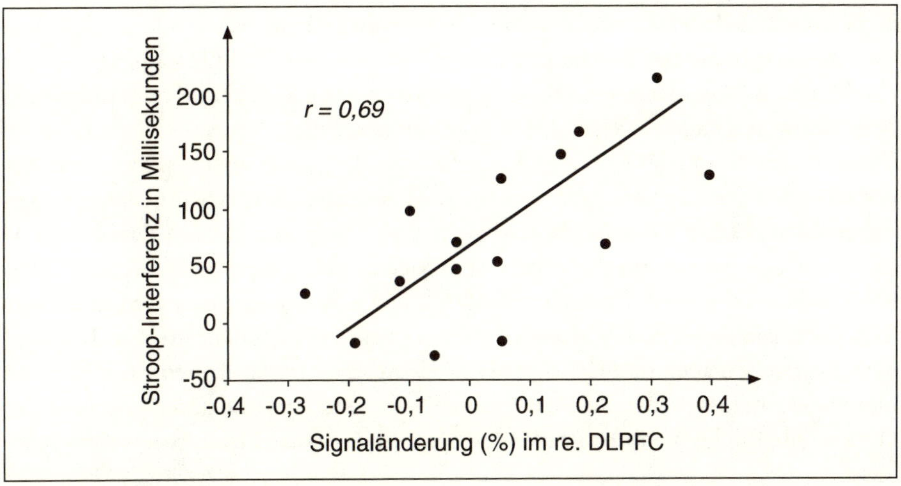

Abb. 5 Korrelation zwischen der Aktivierung des rechten mittleren frontalen Gyrus im DLPFC und der Interferenz im Stroop-Test (nach [4]).

Es ging also insgesamt um drei Messungen: Erst wurden die Vorurteile mittels IAT gemessen, dann die Stroop-Interferenz nach einer sozialen Interaktion (während der die Vorurteile zu kontrollieren waren) und danach erfolgte eine fMRT-Untersuchung zur Aktivierung beim Betrachten von (vorurteilsbehafteten) Gesichtern. Die Aktivierung der präfrontalen Areale war gemäß der Hypothese Ausdruck der Kontrolle (d.h. Unterdrückung) von Vorurteilen.

Von besonderer Bedeutung war die Tatsache, dass diese Bereiche der kognitiven Kontrolle umso stärker aktiv waren, je größer die (zuvor mittels IAT gemessenen) Vorurteile waren (Abb. 4). Zudem war die Aktivität in diesen Bereichen während der Darbietung schwarzer Gesichter mit der Interferenz im Stroop-Test korreliert (Abb. 5). Und schließlich ergab eine Regressionsanalyse, dass die Aktivität des mittleren präfrontalen Gyrus den Effekt des IAT vermittelte. Dies wiederum stützt die Hypothese, dass die in diesem Bereich des Frontalhirns gelegenen Ressourcen der Unterdrückung unerwünschter automatischer Reaktionen (d.h. der Unterdrükkung von Vorurteilen) erschöpflich sind, was das schlechte Abschneiden im Stroop-Test nach Interaktion mit einem schwarzen Versuchsleiter bewirkt.

Daher sei noch einmal betont, dass die Effekte nur gefunden wurden, wenn die Versuchsperson nach der Messung der Vorurteile mit einem schwarzen Versuchsleiter diskutierten. War der Versuchsleiter eine weißhäutige Person, wurden zwar die Korrelationen des IAT mit der Aktivierung der frontalen Regionen (rechter anteriorer Gyrus cinguli und rechter mittlerer fontaler Gyrus) gefunden, es ergab sich jedoch kein signifikanter Zusammenhang zwischen der Stroop-Interferenz. Die Autoren resümieren wie folgt:

„Die gegenwärtigen Resultate zeigen daher an, dass der vorgeschlagene Mechanismus für den Einfluss von Rassenvorurteilen auf die Hemmungsleistung [falscher Antworten] nach dem Zusammentreffen von Vertretern unterschiedlicher Rassen nicht auf soziale Interaktionen zwischen Vertretern gleicher Rasse generalisiert. [...] Die Daten stützen den Mechanismus der Ressourcenerschöpfung, durch die der Kontakt zwischen Vertretern unterschiedlicher Rassen die exekutiven Funktionen beeinträchtigen kann.“ ([4], S. 1325; Übersetzung durch den Autor)

Diese Interpretation der Daten ist nicht zwingend (2), wie auch insgesamt das Experiment der Replikation bedarf, bevor man weiterreichende Schlussfolgerungen ziehen sollte. Daher ist vielleicht das wichtigste Ergebnis nicht das, dass Vorurteile Gehirnaktivität verbrauchen, damit blockieren und komplexe Denkprozesse behindern können (also dumm oder blind machen können, da unser Grips sich mit ihnen beschäftigen muss). Vielmehr ist das wichtigste Ergebnis dieser Studie – und darauf verweisen auch ihre Kritiker (2) –, dass man nicht das Rassenzentrum sucht und findet, sondern zentralnervöse Mechanismen und Prozesse untersucht, mit denen sich die Effekte von Vorurteilen auf spezifische soziale Denkprozesse studieren lassen.

Die Studie von Richeson und Mitarbeitern stellt den ersten Schritt in diese Richtung dar. Weitere werden folgen. In einer Zeit, in der Aufklärung mehr Not tut denn je, in der sich die westliche Welt an Kriege vor ihrer Haustür ebenso gewöhnt hat wie der Rest der Welt schon immer und in der rassenbezogene Vorurteile im Zuge der Globalisierung (und der Angst aller davor) eher wieder auf dem Vormarsch sind, kann solchen Studien nicht genug Beachtung geschenkt und nicht genug Förderung zuteil werden. Ob die Menschheit das 21. Jahrhundert überlebt, wird nicht so sehr davon abhängen, ob sie eine allgemeine Theorie der Materie hervorbringt, sondern vielmehr davon, ob sie eine allgemeine Theorie des Menschseins entwickelt, die es uns erlaubt, uns besser selbst zu bestimmen, als wir dies bislang taten (5).

Literatur

1. Anonymus. Scanning the social brain (editorial). Nature Neuroscience 2003; 6: 1239.
2. Gehring WJ, Karpinski A, Hilton JL. Thinking about interracial interactions. Nature Neuroscience 2003; 6: 1241–3.
3. Richeson JA, Shelton JN. When prejudice does not pay. Effects of interracial contac on executive function. Psychological Science 2003; 14: 287–90.
4. Richeson JA, Baird AA, Gordon HL, Heatherton TF, Wyland CL, Trawalter S, Shelton JN. An fMRI investigation of the impact of interracial contact on executive function. Nature Neuroscience 2003; 6: 1323–8.
5. Spitzer M. Selbstbestimmen. Gehirnforschung und die Frage: Was sollen wir tun? Heidelberg: Spektrum Akademischer Verlag 2004.
6. Stroop JR. Studies of interference in serial verbal reactions. Journal of Experimental Psychology 1935; 18: 643–62.

Rache ist süß?

Zur Neurobiologie von Bestrafungshandlungen

Als wäre es gestern gewesen, ich kann mich noch genau daran erinnern: meine erste psychiatrische Patientin. Sie litt an einer schizophrenen Psychose und erhielt damals – wir schreiben das Jahr 1983 – 3 x 5 mg Haloperidol pro Tag. Es stellten sich die bekannten Nebenwirkungen im Sinne eines schweren Parkinsonoids ein, sodass die Patientin steif im Bett lag, zitterte und insgesamt ein Bild des Jammers bot. Wir entschlossen uns zur Gabe von Biperiden intravenös, und zusammen mit der Schwester ging ich zur Patientin und verabreichte das Medikament. Während der Injektion richtete sich die Patientin plötzlich und ganz unerwartet auf und erteilte der völlig verdutzten Schwester mit einer ganz runden und lockeren Bewegung eine Ohrfeige ...

Einundzwanzig Jahre später können wir über solche Episoden auf ganz andere Weise nachdenken. Von Untersuchungen experimentell arbeitender Wirtschaftswissenschaftler zum Phänomen der Bestrafung sowie von neurobiologischen Untersuchungen zu Bewertungs- und Entscheidungsprozessen bei sozialen und ökonomischen Sachverhalten war in der jüngsten Forschungsliteratur immer wieder die Rede (16–21).

Um den Akt der Bestrafung ging es auch in einer Untersuchung einer interdisziplinären Arbeitsgruppe aus Neuro- und Wirtschaftswissenschaftlern (4). Man spielte das so genannte Diktatorspiel: Zwei Spieler erhalten je 10,- Euro und können mit diesem Geld nach Hause gehen. Sie können aber auch ihr „Einkommen" dadurch vermehren, dass Spieler Nr. 1 dem Spieler Nr. 2 vertraut und Spieler Nr. 2 dieses Vertrauen rechtfertigt. Ganz konkret kann Spieler Nr. 1 sein gesamtes Geld dem Spieler Nr. 2 geben, woraufhin dann der Spielleiter dieses Geld vervierfacht, Spieler Nr. 2 damit 40,- Euro erhält. Damit hat er insgesamt 50,- Euro und Spieler Nr. 1 nichts. Daraufhin hat Spieler Nr. 2 die Möglichkeit, die Hälfte seines Vermögens an Spieler Nr. 1 zurückzugeben, sodass beide mit 25,- Euro nach Hause gehen können.

Der Ausgang des Spiels hängt also davon ab, ob Spieler Nr. 1 dem Spieler Nr. 2 vertraut. Tut er dies nicht, gehen beide mit 10,- Euro nach Hause, zeigt er Vertrauen, haben beide die Chance, 25,- Euro zu gewinnen. Es kann jedoch auch sein, dass Spieler Nr. 2 das ganze Geld für sich behält und die 50,- Euro einbehält. Spieler Nr. 1 geht dann leer aus.

Darüber wird sich Spieler Nr. 1 ärgern, und man kann das Spiel dahingehend erweitern, dass Spieler Nr. 1 nun die Möglichkeit hat, Spieler Nr. 2 für unfaires Verhalten (d.h. für Vertrauensbruch) zu bestrafen. Spieler Nr. 1 kann in diesem Fall

Strafpunkte verteilen, d.h. dem anderen Spieler durch den Versuchsleiter Geld abziehen lassen. An genau diesem Akt des Bestrafens waren die Autoren interessiert. Sie führten an insgesamt 15 männlichen gesunden Versuchspersonen eine funktionelle Bildgebungsstudie durch, bei der mittels Positronenemissionstomographie (PET) Spieler Nr. 1 gescannt wurde, während er sich die Bestrafung eines vertrauensunwürdigen Spielers Nr. 2 durch den Kopf gehen ließ. Insgesamt spielte jede Versuchsperson das Spiel mit sieben verschiedenen Partnern, die sich dreimal als vertrauenswürdig und viermal als vertrauensunwürdig erwiesen. Eine PET-Untersuchung wurde jeweils nach den vier Vertrauensbrüchen gemacht, also während der Zeit, als sich Spieler Nr. 1 das Ausmaß der Strafe für Spieler Nr. 2 überlegte.

Um den Akt der Bestrafung noch genauer charakterisieren zu können, wurden unterschiedliche Bedingungen eingeführt: Zum einen konnte die Bestrafung den Bestrafenden etwas kosten: 2,- Euro Bestrafung für Spieler Nr. 2 kosteten den bestrafenden Spieler Nr. 1 1,- Euro. Oder aber die Bestrafung war für Spieler Nr. 1 kostenlos und nur Spieler Nr. 2 bekam 2,- Euro abgezogen.

Die wesentlichen Ergebnisse der Arbeit sind die Folgenden: Während des Nachdenkens von Spieler Nr. 1 über die Bestrafung des unfairen Spielers Nr. 2 findet sich eine vermehrte Aktivierung im Nucleus caudatus, also im dorsalen Striatum. Die Stärke der Aktivierung war sogar korreliert mit dem Ausmaß der Bestrafung, d.h. mit der Menge der verteilten Strafpunkte.

Als zweites wichtiges Ergebnis fand sich eine Aktivierung des medialen präfrontalen sowie orbitofrontalen Kortex beim Vergleich der Bestrafung, die den Strafenden etwas kostete, mit der Bestrafung, die ohne Verluste für den Bestrafenden war. Nur dann, wenn sich der Bestrafende also genau überlegen musste, wie viele Strafpunkte er verteilen will (denn er muss ja selbst hierfür die Hälfte der Strafe gleichsam bezahlen), fand sich eine Aktivierung der genannten kortikalen Strukturen. Bekanntermaßen werden diese mit der Integration komplexer Handlungen bzw. der Abwägung sich widersprechender Werte in Verbindung gebracht.

Die Studie fügt sich in eine ganze Reihe weiterer Untersuchungen ein, die unter dem Stichwort der Neuroökonomie oder der sozialen Neurowissenschaft derzeit von verschiedenen Arbeitsgruppen durchgeführt werden. Es geht nicht mehr nur um Fragen der Wahrnehmung oder der Motorik, sondern um Fragen komplexer sozialer Interaktionen und deren Repräsentationen im Gehirn.

Wie jedoch sind die Ergebnisse der beschriebenen Untersuchung letztlich zu interpretieren? In einem Kommentar zur Studie spricht Knutson (11) davon, dass sich die Untersuchung gut in die bisherigen Studien einfügt, die zu den Auswirkungen positiver Emotionen im Hinblick auf das Belohnungssystem durchgeführt wurden: Kokain, Schokolade, schöne Musik, unerwartetes Geld oder Glück im Spiel, ein Sportwagen, ein attraktives Gesicht oder ein netter Blick bzw. ein nettes Wort können das menschliche Belohnungssystem aktivieren (1–3, 5, 7–10, 12, 15).

Neben dem Ausgangspunkt des Dopaminsystems im Mittelhirn und dem Endpunkt der entsprechenden Projektionen im orbitofrontalen Kortex fand sich in diesen Studien jedoch vor allem der Nucleus accumbens und damit das *ventrale* Striatum aktiviert. Dieses System ist ganz offensichtlich in Prozesse der positiven Bewertung von Ereignissen und Handlungen, die besser als erwartet erscheinen, involviert (6, 14, 22). Das dorsale Striatum hingegen wird traditionsgemäß eher mit Bewegungssteuerung und der Ausführung intentionaler Akte in Verbindung gebracht. Zwar sind die Verbindungen zwischen positiver Motivation und Bewegung sehr eng (wenn ich etwas will, dann bewege ich mich darauf zu), beide Funktionen erscheinen jedoch andererseits auch nicht identisch.

Es ist daher aus meiner Sicht verfrüht, davon zu sprechen, dass das im menschlichen Gehirn eingebaute Belohnungssystem auf Rachegelüste ebenso anspricht wie auf Schokolade oder schöne Musik. Immerhin hatte die Studie von Rilling et al. (13) ganz im Gegenteil gezeigt, dass dieses System bei kooperativem Verhalten aktiv ist. Belohnt uns unser Gehirn nun also für Kooperation oder für Rache? Weitere Untersuchungen dürften hier Klarheit bringen und es ist damit zu rechnen, dass diese durchgeführt werden, nicht nur mit PET, sondern auch mit funktioneller Magnetresonanztomographie.

Nicht unerwähnt bleiben kann in diesem Zusammenhang die Tatsache, dass die Versuchspersonen in der Studie von Rilling alle weiblich waren, die in der Studie von De Quervain alle männlich. Bevor wir schließen, dass Frauen kooperieren und Männer auf Rache aus sind, sollten wir weitere Ergebnisse abwarten. Sind wir Menschen nun Wölfe oder Schafe? – Wie auch immer die Antwort ausfällt, eines wissen wir schon jetzt: wir sind ganz gewiss nicht die rationalen Wesen im Sinne des Homo oeconomicus, die emotionsfrei ihre Entscheidungen allein nach Kosten-Nutzen-Gesichtspunkten und Maximierung des eigenen Nutzens fällen. Die kleine Nussschale des Verstandes schwimmt vielmehr auf einem Ozean der wogenden Emotionen. Dies zu verstehen haben sich Neurowissenschaftler vorgenommen. Es wird ein langer Weg werden und bereits die ersten Resultate werfen mehr Fragen auf als sie Antworten liefern. Es bleibt also spannend.

Literatur

1. Aharon I, Etcoff N, Ariely D, Chabris CF, O'Connor E, Breiter HC. Beautiful faces have variable reward value: fMRI and behavioral evidence. Neuron 2001; 32: 537–51.
2. Blood AJ, Zatorre RJ. Intensely pleasurable responses to music correlate with activity in brain regions implicated in reward and emotion. Proc Natl Acad Sci USA 2001; 98: 11818–23.
3. Breiter HC, Gollub RL, Weisskoff RM, Kennedy DN, Makris N, Berke JD, Goodman JM, Kantor HL, Gastfriend DR, Riorden JP et al. Acute effects of cocaine on human brain activity and emotion. Neuron 1997; 19: 591–611.
4. De Quervain D J-F, Fischbacher U, Treyer V, Schellhammer M, Schnyder U, Buck A, Fehr E. The neural basis of altruistic punishment. Science 2004; 305: 1254–8.

5. Erk S, Spitzer M, Wunderlich AP, Galley L, Walter H. Cultural objects modulate reward circuitry. Neuroreport 2002; 13: 2499–503.
6. Fiorillo CD, Tobler PN, Schultz W. Discrete coding of reward probability and uncertainty by dopamine neurons. Science 2003; 299: 1898–902.
7. Hamann S, Mao H. Positive and negative emotional verbal stimuli elicit activity in the left amygdala. Neuroreport 2002; 13: 15–9.
8. Kampe KK, Frith CD, Dolan RJ, Frith U. Reward value of attractivenesss and gaze. Nature 2001; 413: 589.
9. Knutson B, Westdorp A, Kaiser E, Hommer D. fMRI visualization of brain activity during a monetary incentive delay task. Neuroimage 2000; 12: 20–7.
10. Knutson B, Adams CM, Fong GW, Hommer D. Anticipation of increasing monetary reward selectively recruits nucleus accumbens. J Neurosci 2001; 21: RC159.
11. Knutson B. Sweet revenge? Science 2004; 305: 1246–7.
12. Koepp MJ, Gunn RN, Lawrence AD, Cunningham VJ, Dagher A, Jones T, Brooks DJ, Bench CJ, Grasby PM. Evidence for striatal dopamine release during a video game. Nature 1998; 393: 266–8.
13. Rilling J, Gutman D, Zeh T, Pagnoni G, Berns G, Kilts C. A neural basis for social cooperation. Neuron 2002; 35: 395–405.
14. Schultz W, Tremblay L, Hollerman JR. Reward processing in primate orbitofrontal cortex and basal ganglia. Cereb Cortex 2000; 10: 272–84.
15. Small DM, Zatorre RJ, Dagher A, Evans AC, Jones-Gotman M. Changes in brain activity related to eating chocolate: from pleasure to aversion. Brain 2001; 124: 1720–33.
16. Spitzer M. Strafe muss vielleicht manchmal sein – durch Emotion zur Bestrafung, zur Kooperation. Nervenheilkunde 2002; 21 (3): 116–8.
17. Spitzer M. Vertrauen ist gut – Scannen ist besser. Nervenheilkunde 2002; 21 (7): 386–8.
18. Spitzer M. Vertrauen versus Sanktionen – Zum Wesen kooperativen Verhaltens. Nervenheilkunde 2003; 22 (4): 165–7.
19. Spitzer M. Neuroökonomie. Nervenheilkunde 2003; 22 (6): 324–7.
20. Spitzer M. Verstoßen im Scanner: Ablehnung schmerzt. Nervenheilkunde 2003; 22 (10): 486–7.
21. Spitzer M. Soziale Neurowissenschaft: Zur kognitiven Neurowissenschaft sozialer Prozesse oder warum Vorurteile dumm machen. Nervenheilkunde 2004; 23 (1): 1–4.
22. Waelti P, Dickinson A, Schultz W. Dopamine responses comply with basic assumptions of formal learning theory. Nature 2001; 412: 43–8.

Spannung im Scanner

Funktionellen Bildgebungsstudien liegt normalerweise folgendes Verfahren zugrunde: Der Untersucher überlegt sich, welche geistige Leistung er erforschen will und bastelt ein Stimulationsdesign: Farben für das Farbareal (V4 und V8), Bewegungen für das Bewegungsareal (V5 bzw. MT), Gesichter für das Gesichterareal (Gyrus fusiformis), Gerüche für das Geruchsareal und Töne für den auditorischen Kortex (A1 oder höher). Um sicherzustellen, dass die Versuchspersonen auch aufpassen und die Stimuli wie gewünscht verarbeiten, müssen sie meist in irgendeiner Form reagieren, z.B. durch Tastendruck oder dadurch, dass sie nach der MR-Untersuchung befragt werden. Man hofft dann jeweils, dass die Studie ihren Zweck auch erfüllt, d.h. dass die „gekitzelten" Bereiche des Gehirns aktiviert zu finden sind, wenn die Aktivierungsbedingung mit einer Kontrollbedingung verglichen wird (vgl. 3–5).

Dass es auch ganz anders geht und dass dennoch interessante Resultate herauskommen können, zeigt eine Untersuchung, die wohl viele – haben sie diese erst einmal gelesen – selbst gerne gemacht hätten, so viel Spaß muss die Sache gemacht haben. Hasson und Mitarbeiter (2) legten Versuchspersonen in den MRT und zeigten ihnen einen 30-minütigen Ausschnitt des Western-Films *Zwei Glorreiche Halunken*. Das war alles. Die Versuchspersonen brauchten nichts weiter zu tun als sich den Film anzuschauen und danach zu sagen, worum es ging. – War das wirklich alles? Für die Versuchspersonen durchaus! Für die Wissenschaftler hingegen ging die Arbeit (bzw. der Spaß) dann erst richtig los. Wie ist ein solcher Datenhaufen zu analysieren, der aus sehr vielen Scans bei fünf Versuchspersonen (Vpn.) besteht? Ein Vergleich „Bedingung A versus Bedingung B" war nicht möglich, denn es gab keine Kontrollbedingung, abgesehen von ein paar Scans im Dunkeln. Würde man jedoch einfach nur „Film versus Dunkelheit" vergleichen, ergäben sich wenig aussagefähige Daten, denn sie würde nur zeigen, dass ein Film ganz viele unterschiedliche Bereiche des Gehirns aktiviert.

Die Autoren analysierten ihre Daten wie folgt: Sie normierten sämtliche Gehirne räumlich auf das (in der Literatur übliche) Talairach-Standard-Gehirn, sodass die Gehirne aller Versuchspersonen vergleichbar wurden. Dann wählten sie ein Gehirn aus und korrelierten dessen Aktivität über die Zeit voxelweise mit den anderen Gehirnen. Hasson und Mitarbeiter nahmen also den zeitlichen Verlauf der Aktivierung an jeder einzelnen Stele (Volumeneinheit) des Gehirns als Prädiktor für den Verlauf der Aktivierung in den anderen Gehirnen an der gleichen Stelle. Die Frage, die sich mithilfe eines solchen Verfahrens beantworten lässt, ist etwa diejenige: Macht das gleiche visuelle Material mit allen Menschen das Gleiche oder ist die Wahrnehmung (des gleichen Films) hochgradig durch subjektive Wahrnehmungsgewohnheiten geprägt? Sie verglichen also Vpn. 1 mit den Vpn. 2, 3, 4 und 5, Vpn. 2 mit 3, 4 und 5, Vpn. 3 mit 4 und 5 sowie Vpn. 4 mit 5, führten also 10 paarweise Korrelationen durch. Hierbei ergab sich, dass ein knappes Drittel der Gehirnrinde (29%) eine hoch signifikante intersubjektive Korrelation aufwies. Insbesondere zeigte sich auch, dass die Korrelationen nicht nur in den – erwarteten – primären sensorischen Arealen zu finden waren, sondern weit über diese hinausgingen und sekundäre sensorische sowie multimodale Assoziationsareale einschließlich des „limbischen Systems“ umfassten.

„This strong intersubject correlation shows that, despite the completely free viewing of dynamical, complex scenes, individual brains ‘tick together’ in synchronized spatiotemporal patterns when exposed to the same visual environment.“ ([2], S. 1635)

Durch die Berechnung entsprechender Korrelationen bei den Vpn., wenn sie im Dunkeln lagen und nichts sahen, wurde sichergestellt, dass es sich nicht um Artefakte handelte. Weitere Analysen zeigten, dass die intersubjektiven Korrelationen auf zwei Varianzquellen zurückzuführen waren: Zum einen auf eine unspezifische Aktivierungswelle und zum anderen auf eine für bestimmte funktionelle Areale spezifische Aktivierungskomponente. Diese wurde weiterverfolgt, indem bestimmte im Hinblick auf ihre Funktion bekannte kortikale Areale – das Gesichterareal und das Gebäudeareal (Abb. 1) – zunächst funktionell (durch Präsentation entsprechender unbewegter Bilder) identifiziert und dann nachgeschaut wurde, was in diesen Bereichen während des Kinofilms passierte.

Hierzu bedienten sich die Autoren des aus der Kartierung von Einzelzellableitungen bekannten Ansatzes der „Rückwärtskorrelation“ („reverse-correlation approach“): Durch Auffinden von Zeitpunkten, an denen das Areal besonders stark reagiert, lassen sich die Ereignisse identifizieren, auf die das Areal ganz offensichtlich anspricht. Dieses Verfahren korreliert also nicht (bekannte) Ereignisse mit (unbekannter) Aktivierung (wie bei ereigniskorrelierten Potenzialen oder der ereignis-

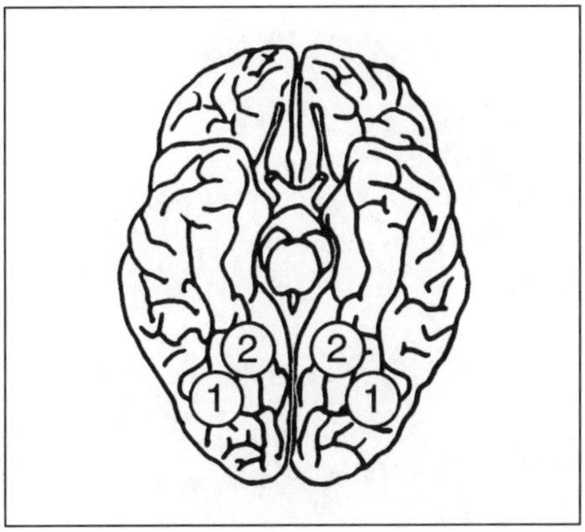

Abb. 1 Schematische Lokalisation der bei der Verarbeitung von Gesichtern aktiven kortikalen Areale im Bereich des posterioren fusiformen Gyrus, die auf der Zeichnung einer Ventralansicht des Kortex mit einem Kreis und der Zahl 1 markiert sind. Entsprechend ist das beim Betrachten von Gebäuden und Landschaften bekanntermaßen (vgl. [1]) aktivierte parahippocampale Ortsareal (parahippocampal place area, ppa) mit einem Kreis und der Zahl 2 markiert.

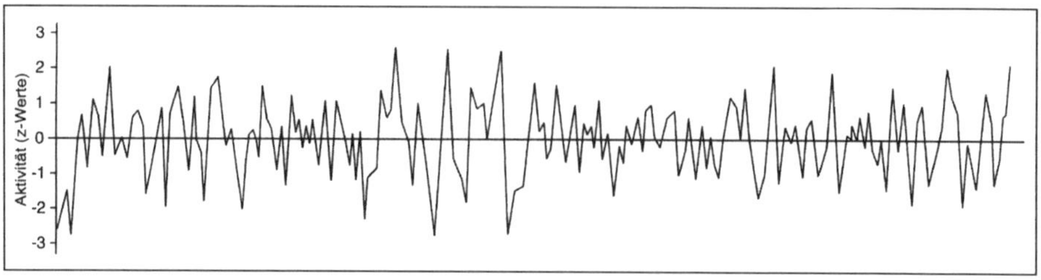

Abb. 2 Zeitlicher Verlauf der Aktivierung des Gesichterareals (Mittelwerte über fünf Versuchspersonen) über die gesamte gezeigte Filmsequenz hinweg. Es lassen sich hieraus sehr klar einzelne Spitzen ablesen, zu deren Zeitpunkt dann nachgesehen werden kann, was die Zuschauer jeweils sahen (nach [2], S. 1637).

korrelierten funktionellen Magnetresonanztomographie), sondern korreliert (bekannte) Aktivierung mit (unbekannten) Ereignissen.
Zunächst lag also der Verlauf der Aktivierung des Gesichterareals über die gesamte Filmsequenz hinweg vor (Abb. 2) und nun konnten die Wissenschaftler nachsehen, was bei den Aktivierungsspitzen im Film gerade gezeigt wurde.
Hierzu mussten sie nur die MR-Messungen mit einem genauen Zeitcode versehen und diesen dann mit dem Zeitcode des Films synchronisieren. Es zeigte sich hierbei, dass 15 der 16 Aktivierungsspitzen des Gesichterareals genau dann aufgetreten waren, wenn im Film auch gerade Gesichter zu sehen waren (Abb. 3). Beim Gebäudeareal war es ähnlich: Seine Aktivierungsspitzen waren in 13 von 16 Fällen dann vorhanden, wenn im Film entsprechende Szenen (einschließlich Landschaften) zu sehen waren.
Das hört sich zunächst nicht besonders interessant an: „Ist doch klar“, könnte einer sagen, „wenn ich im Gesichterareal nachsehe, dann wird es schon durch Gesichter aktiviert werden“; und ein anderer könnte meinen: „Wenn eine Korrelation bekannterweise von A nach B geht, muss sie sich auch zeigen, wenn man sie von B nach A gehend berechnet.“

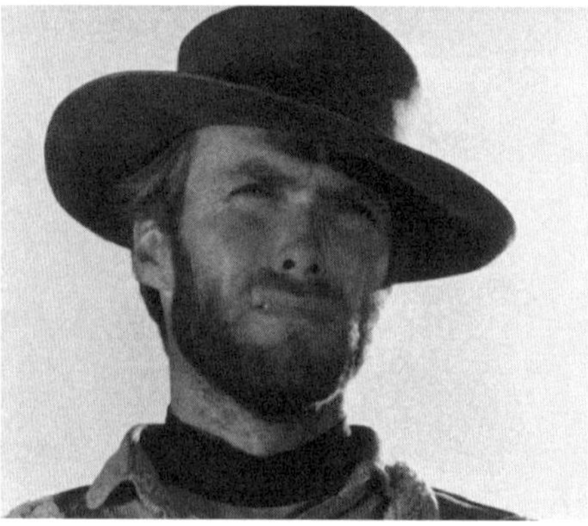

Abb. 3 Szenenfoto aus dem Film *Zwei Glorreiche Halunken* mit einem Filmausschnitt, der das Gesichterareal aktiviert (© MGM Home Entertainment; Zwei Glorreiche Halunken Gold Edition auf DVD im Handel erhältlich).

Bei genauerer Betrachtung stellt die Rückwärtskorrelation jedoch eine ganz wesentliche methodische Neuerung dar. Zunächst einmal kann diese Methodik zeigen, dass das, was mit strengen Methoden unter sehr künstlichen Laborbedingungen herausgefunden wurde („betrachten Sie das Fixationskreuz, dann das Gesicht, entscheiden Sie ob männlich oder weiblich, drücken Sie die entsprechende Taste..." – und das hundert Mal am Stück) auch unter ganz normalen Bedingungen der Wahrnehmung gilt.

Zum zweiten lässt sich mit dieser Methodik auch nach Ereignissen suchen, die zuvor gar nicht bekannt waren. Beim üblichen Verfahren (der „Vorwärtskorrelation") muss man schon vorher wissen, wonach man sucht, und identifiziert dann „nur" noch den Ort. Bei der Rückwärtskorrelation lassen sich dagegen auch Orte finden, von denen zunächst noch gar keine genauen Vorstellungen vorliegen, was sie tun.

Auch hierfür liefern Hasson und Mitarbeiter ein schönes Beispiel: Sie identifizierten ein Areal im postzentralen Sulkus, dessen Aktivierung über alle Versuchspersonen hinweg hoch korrelierte, bestimmten die Zeitpunkte von dessen Aktivierungsspitzen und suchten dann die gezeigten Filmbilder heraus. Zunächst schienen diese Bilder nichts gemeinsam zu haben, die genauere Betrachtung zeigte jedoch, dass jeweils eine Hand zu sehen war, die komplexe Bewegungen ausführte. Bei dem identifizierten Areal handelt es sich somit um eine Art „Hand-Assoziations-Areal".

Was geht das Ganze den Nervenarzt an? – Zunächst einmal konnte gezeigt werden, dass verschiedene Menschen auf die gleichen komplexen Stimulationsbedingungen nicht nur in unimodalen sensorischen Rindenfeldern ähnlich reagieren, sondern auch in komplexeren kortikalen Bereichen. Es bleibt abzuwarten, was andere Studien mit anderen Filmen und sehr unterschiedlichen Zuschauern (z.B. mit unterschiedlichem kulturellen Hintergrund) zu Tage fördern. Zumindest eines ist klar: Die Methode eröffnet ein breites Feld der Forschung zu Persönlichkeitsmerkmalen; und was noch vor wenigen Jahren als Fehlervarianz bei Neuroimaging-Studien in den statistischen Abfalleimer gekippt wurde, erweist sich mit einem Mal als fruchtbarer Nährboden für die Forschung zu „individual differences" (wie man im anglo-amerikanischen Sprachraum von Persönlichkeitseigenschaften ganz allgemein spricht). Genau diese jedoch sind das ureigenste Interessensgebiet aller Psychiater. „Thus, the reverse-correlation should be viewed as a complementary tool for evaluating putative selectivities found under normal vision and for 'pilot' searches, *both for normal and pathological cases*, which can suggest functional specialization to be followed by a more controlled set of stimulation conditions." ([2], S. 1639–40)

Die Zukunft wird also bunt und bewegt: menschliche Extremsituationen werden seit Jahrzehnten im Film künstlerisch aufbereitet, überhöht und so „wirksam" dargestellt, dass Menschen Geld dafür bezahlen, sich diesen Situationen zuschauend zu unterwerfen. Dagegen können die grünen Kreise und roten Quadrate der experimentell arbeitenden Psychologen – so gut kontrolliert sich mit diesen Stimuli bestimmte Fragen auch beantworten lassen – kaum für sich beanspruchen, die Breite menschlicher Reaktionen auszuschöpfen. Die neuen Methoden erlauben eine potenziell fruchtbare Verbindung von Kunst und der Wissenschaft vom Menschen. Neurobiologie war noch nie so voller Spannung!

Literatur

1. Epstein R, Kanwischer N. A cortical representation of the local visual environment. Nature 1998; 392: 598–601.
2. Hasson U, Nir Y, Fuhrmann G, Malach R. Intersubject synchronization of cortical activity during natural vision. Science 2004; 303: 1634–40.
3. Spitzer M. Der Mandelkern und die metakognitive Kernkompetenz – Gehirnforschung für die Schule. Nervenheilkunde 2003; 22: 216–9.
4. Spitzer M. Verstoßen im Scanner: Ablehnung schmerzt. Nervenheilkunde 2003; 22: 486–7.
5. Spitzer M. „Soziale Neurowissenschaft" – zur kognitiven Neurowissenschaft sozialer Prozesse oder warum Vorurteile dumm machen. Nervenheilkunde 2004; 23: 1–4.

Auge um Auge …

Zur Neurobiologie der Eskalation

Wenn meine Buben streiten, ist es immer das Gleiche: „Er hat angefangen“ – „er hat zuerst richtig gehauen“ – „nein, er hat fester geschlagen“ – „nein, er“ etc., kurz: jeder behauptet, der andere hätte fester geschlagen, und so eskaliert der Konflikt. Aus einer unabsichtlichen und kaum spürbaren Berührung wird so rasch ein Kampf mit Fäusten und blutender Nase. Und das alles nur, weil ganz offensichtlich einer von beiden lügt! – oder?

Die Londoner Arbeitsgruppe um Daniel Wolpert ging dieser Frage empirisch nach (3), nicht zuletzt, wie mir Herr Wolpert sagte, weil seine beiden kleinen Töchter auch immer handgreiflich streiten und er nicht glauben wollte, dass sie ihn so oft belügen.

Insgesamt zwölf Versuchspersonen nahmen paarweise an einem einfachen Experiment zur Messung einer eingesetzten Kraft teil, das wie folgt aufgebaut war: Beide Versuchspersonen hatten den Zeigefinger ihrer linken Hand unter einem Hebelarm, auf dem der Zeigefinger der rechten Hand der jeweils anderen Person lag (Abb. 1).

Zuvor wurde jede Versuchsperson einzeln dahingehend instruiert, dass sie mit dem Zeigefinger der rechten Hand jeweils mit genau der gleichen Kraft auf den Hebelarm drücken solle, die sie mit ihrem linken Zeigefinger von oben – ausgeübt durch die andere Versuchsperson – spüre. In jedem der sechs Versuchsdurchgänge wurde

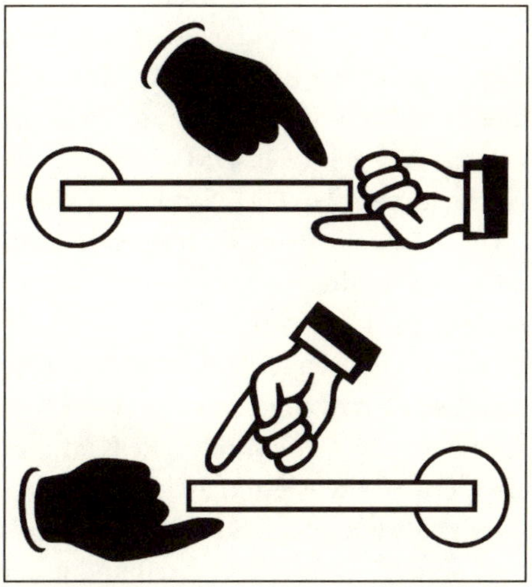

Abb. 1 Schematische Darstellung der Versuchsanordnung im Experiment. Beide Versuchspersonen haben den jeweils drückenden Finger an einem Hebelarm, der wiederum mit einem Motor verbunden ist, sodass der Hebelarm Kraft erzeugen und Kräfte messen kann.

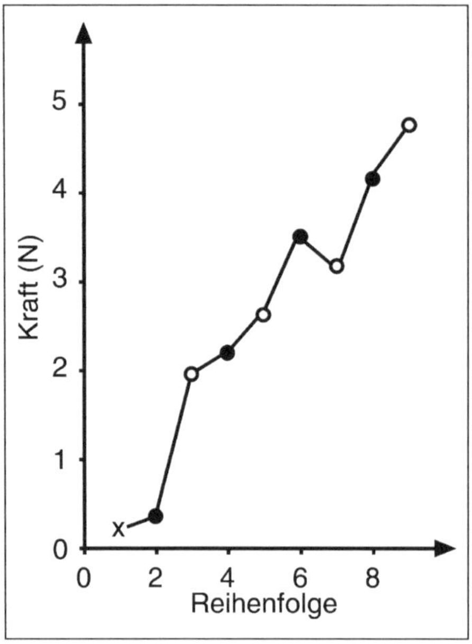

Abb. 2 Eskalation der Kraftanwendung bei einem Paar von Versuchspersonen, die abwechselnd den Hebel mit vermeintlich derselben Kraft drückten. Die eingesetzte Kraft nahm bei beiden zu (schwarze und weiße Punkte); der Mittelwert dieser Zunahme lag über alle Versuchspersonen bei 38% bei jedem einzelnen Druck-Durchgang (nach [3], Fig. 1A).

dabei eine Eskalation der eingesetzten Kraft beobachtet (Abb. 2) – wohlgemerkt, *obwohl* die Versuchspersonen deutlich gesagt bekamen, sie sollten nur die Kraft erwidern.

Weitere Experimente zeigten, dass es an der Tatsache lag, dass die Versuchspersonen die sensorischen Konsequenzen einer Handlung antizipieren und *aus diesem Grunde* die Wahrnehmung der Handlung vermindert ist. Lässt man die Versuchspersonen die Kraft mit einem Motor, der über einen Joystick bedient wird, regulieren, so schätzen sie die Kraft richtig ein.

Der Einfluss der Antizipation von Konsequenzen einer selbst generierten Handlung auf die Wahrnehmung zeigt sich nicht nur an der Anwendung grober Kraft, sondern auch beispielsweise daran, dass man sich nicht selbst kitzeln kann: Das Kitzlige am Kitzeln liegt gerade in der Tatsache begründet, dass nicht bekannt ist, wie und wo man gekitzelt wird. Versucht man, sich selbst zu kitzeln, ist damit der Witz der Sache verloren (1). Man kann daher zwar von einer Maschine gekitzelt werden (2) (d.h. es geht beim Kitzeln *nicht* – wie lange, nicht zuletzt aufgrund tierexperimenteller Studien vermutet – um die soziale Interaktion dabei), aber man kann sich nicht selbst kitzeln.

Aus dem gleichen Grund – die Auswirkungen einer selbst verursachten Wahrnehmung werden in abgeschwächter Form wahrgenommen – entsteht beim freien Spiel der Kräfte ein Teufelskreis: Die Kraft des einen wird durch mehr Kraft des anderen erwidert, was wiederum zu mehr Kraftaufwendung führt usw.

Kinder – weder die Mädchen des Herrn Wolpert noch meine Jungs noch viele tausend andere –, die sich streiten und jeweils dem anderen die Schuld zuschieben, lügen also nicht. Sie sitzen vielmehr einem Mechanismus des sensorischen Feedbacks selbst generierter Wahrnehmung auf. Ob es zum Frieden in der Welt – der kleinen wie der großen – beiträgt, wenn man sich dies verdeutlicht, könnte vielleicht durch prospektive randomisierte Studien geklärt werden. Ich persönlich bin eher skeptisch.

Literatur

1. Blakemore J, Wolpert DM, Frith CD. Central cancellation of self-produced tickle sensation. Nature Neuroscience 1998; 1: 635–40.
2. Harris CR, Christenfeld N. Can a machine tickle? Psychonomic Bulletin & Review 1999; 6: 504–10.
3. Shergill SS, Bays PM, Frith CD, Wolpert DM. Two eyes for an eye: The neuroscience of force escalation. Science 2003; 301: 187.

Arme virtuelle Realität

Kleinkinder und elektronische Medien

Aus neurobiologischer Sicht ist der Fall im Grunde klar: Kleine Kinder brauchen den richtigen Input, denn dieser strukturiert die sich im Gehirn entwickelnden Repräsentationen der Welt. Dadurch wiederum entsteht im Gehirn des Säuglings als Hort vieler Möglichkeiten die Wirklichkeit eines erwachsenen Menschen. So stellt bekanntermaßen der somatosensorische Kortex eine Landkarte unserer Tastempfindungen, die primäre Hörrinde (und nicht nur diese, sondern zusätzlich etwa ein weiteres Dutzend akustischer kortikaler Areale) eine Landkarte des Gehörten und Dutzende von Karten der visuellen Verarbeitung Landkarten des Gesehen dar. Diese Karten beinhalten Neuronen, die gelernt haben, auf bestimmte Muster zu reagieren, und diese damit repräsentieren. Anders herum: Da diese Neuronen nach Häufigkeit und Ähnlichkeit dessen, was sie anzuzeigen gelernt haben, angeordnet sind, ist von Karten die Rede. Auch für Geruch und Geschmack gibt es Karten, die eng mit Bewertungsprozessen in Verbindung stehen, deren kartenähnliche Repräsentation sich heute ebenso diskutieren lässt wie Sprachlandkarten, Bedeutungskarten, Planungskarten, Ziellandkarten und Wertelandkarten (vgl. [8, 10]).

Auch derjenige, der die Kartenstruktur kortikaler Repräsentationen im Hinblick auf höhere, „abstraktere" Eigenschaften ablehnt, wird zugestehen, dass der Kortex erfahrungsabhängige Repräsentationen generiert und diese bei zukünftigen Wahrnehmungs- und Entscheidungsprozessen verwendet. Kurz: Wir nehmen die Welt, wie sie sich uns darbietet, auf, um uns in ihr zurechtzufinden.

Wir wissen weiterhin, dass Erfahrungen umso wichtiger sind, je früher sie gemacht werden. Ein jeder schleppt in seinem Gehirn nicht nur die Statistik seiner Eindrücke von der Welt mit sich herum, sondern auch deren Geschichte (vgl. [2] bzw. die zusammenfassende Darstellung in [9]). Der Säugling beginnt bereits im Mutterleib damit, Erfahrungen zu machen und diese im Gehirn zu repräsentieren. Im Alter von 3 Monaten besitzt er dann eine Vorliebe für die Mutter und mit 6 Monaten eine Vorliebe für die Laute der Muttersprache; er lernt, zu sehen, was es in seiner Umwelt zu sehen gibt, tastet, riecht und schmeckt sich durch die Welt und wächst durch aktive Wechselwirkung mit der Welt nicht nur in ihr auf, sondern gleichsam in diese hinein.

Aus diesen allgemein akzeptierten Erkenntnissen der Entwicklungsneurobiologie folgt unmittelbar: Es ist alles andere als egal, welche Erfahrungen wir unseren Säuglingen und Kleinkindern zumuten.

Vor diesem Hintergrund gibt eine im Herbst 2003 von der Kaiser Family Foundation publizierte Studie (6) zu denken, die den Konsum elektronischer Medien in den USA untersuchte. Zielgruppe waren dabei erstmals Säuglinge und Kleinkinder im Alter bis zu 6 Jahren. Eine repräsentative Stichprobe von insgesamt 1065 Eltern von Kindern zwischen 6 Monaten und 6 Jahren wurden randomisiert ausgewählt und mittels Telefoninterview im Zeitraum vom 11. April bis zum 9. Juni 2003 befragt. Das wesentliche Ergebnis der Untersuchung, deren Fehlerwahrscheinlichkeit mit 3% angegeben wird, lässt sich wie folgt zusammenfassen: Selbst im Säuglingsalter sind die jungen Amerikaner schon für einen nicht unbeträchtlichen Teil ihrer wachen Zeit mit elektronischen Medien konfrontiert. Kinder unter 6 Jahren verbringen im Durchschnitt etwa 2 Stunden (genau: eine Stunde und 58 Minuten) täglich vor einem Bildschirm des Fernsehers, Computers oder Videospiels. Dies entspricht ziemlich genau der Zeit, die sie mit Spielen im Freien verbringen (2 Stunden und eine Minute täglich).
Im Einzelnen wurde insbesondere gefunden, dass Zweijährige im Durchschnitt bereits 2 Stunden täglich vor einem Bildschirm verbringen. Da Zweijährige 8–13 Stunden täglich schlafen, folgt, dass sie 13–22% ihres wachen Lebens vor dem Fernseher oder Computer verbringen.
Man könnte dies nun für einen Fortschritt halten, und viele Amerikaner glauben dies ganz offensichtlich (vgl. die Diskussion in [6]): Der Kleine soll es einmal besser haben als wir, soll gleich von Anfang an mit dem Computer (der uns so viel Angst und Ärger gemacht hat) umgehen lernen und damit nicht zuletzt in der Schule und im späteren Leben den besten Start haben. – So oder so ähnlich scheinen viele zu denken. Und ein Blick auf Bildungsmessen oder in entsprechende Internetforen verrät, dass dies nicht nur jenseits des großen Teichs der Fall ist.
Gewiss, der Knopf zum Einschalten, die Maus und die Tastatur werden den Kleinen bald zur Selbstverständlichkeit wie Kuscheldecke und Teddybär. Aber ist damit auch automatisch ein Fortschritt in der intellektuellen Entwicklung verbunden? – Aus neurobiologischer Sicht lautet die Antwort auf diese Frage relativ eindeutig „Nein“.
Wie eingangs erwähnt, besteht eine wesentliche Funktion des Gehirns darin, Regelmäßigkeiten in der Erfahrung der Umgebung zu entdecken und zu repräsentieren (vgl. [9, 10]). Das Gehirn kann gar nicht anders! Einzelnes ist vor allem zufälliger Natur und langfristig wenig hilfreich. (Ausnahmen sind Orte im Raum und Namen einzelner Individuen. Es gibt weder den allgemeinen Ort noch den allgemeinen Manfred Spitzer, sondern jeweils nur den Einzelnen. Daher haben wir eine eigene Speicherstruktur, die für Einzelnes zuständig ist; vgl. [8], Kap. 2). Demgegenüber sind regelhafte Erfahrungen der Umgebung dazu geeignet, uns in Zukunft besser in der Umgebung zurechtzufinden, um strukturierte Repräsentationen auszubilden, in vielen Bereichen und Hinsichten. Unser Gehirn bedient sich hierzu statistischer Lernprinzipien: Wir extrahieren die Mittelwerte (sowie Maße der Variabilität; vgl. [5]) von Variablen, die hinter einzelnen Ereignissen stecken und

formen hierdurch unser „Bild" der Welt, und dies nicht nur in optischer und nicht einmal nur in sensorischer Hinsicht, sondern auch kognitiv, emotional und motorisch. Wann immer wir Verhalten produzieren, greifen wir auf geschätzte wahre (Mittel-)Werte aus früheren Erfahrungen zurück.

Der Drei- bis Fünfjährige schätzt die Parameter der Muttersprache (3), danach werden ökonomische, emotionale und soziale Werte bemessen, davor physikalische und davor „existenzielle". Um einen Gegenstand einer bestimmten Größe richtig aufheben oder werfen zu können, muss man wissen, wie schwer er „so etwa" ist. Hierzu ist aber bereits Voraussetzung, zu verstehen, was ein Gegenstand überhaupt ist, was Widerständigkeit und Existenz über die Zeit bedeuten. Dies wiederum ist nur durch den Umgang mit Gegenständen erlernbar. Und genau hier sorgt die virtuelle Realität des Bildschirms und aus dem Lautsprecher für Probleme. Auch wenn der Bildschirm noch so bunt und der Lautsprecher noch so laut sind, liefern die von ihnen abgegebenen Signale für das junge Gehirn eine miserable Statistik: Da kommen eine „Bildsoße" und eine „Klangsoße", die meist gar nicht oder nur schlecht miteinander korreliert sind, und aus der das kleine Gehirn daher nur wenig Struktur extrahieren kann. Wie soll es lernen, dass dort, wo es wackelt, auch rattert (und dass eine Rassel damit ein Bewegung-in-Geräusch-Konverter ist), wenn es irgendwo auf dem Bild wackelt und anderswo ein Geräuschbrei ans Ohr dringt? Wir können Ereignisse mit den Augen auf Bruchteile von Winkelgraden und mit den Ohren auf Winkelgrade genau orten und wir können das eine mit dem anderen in Verbindung bringen (und diese Verbindung sogar danach gewichten, wie variabel – und damit wie genau schätzbar – die Daten sind; vgl. [1]), aber nur, wenn es auch genau dort wackelt, wo es rasselt. Für ein sich entwickelndes und Objekterfahrungen überhaupt erst ausbildendes Gehirn sind damit Bildschirme sehr wenig hilfreich. Sie erfüllen – im Gegenteil – dessen Anforderungen an kohärenten, regelhaften Input nur sehr schlecht oder gar nicht und kommen damit einer *Verarmung* der Erfahrungen des kleinen Kindes gleich. Von der Tatsache, dass die Tiefendimension fehlt, dass man nichts anfassen kann und schon gar nichts riechen oder schmecken einmal ganz abgesehen.

Kurz: Ein Fernseh-, Video- oder Computerbildschirm ist auch dann für Kinder schädlich, wenn gerade die tollste Kindersendung, der schönste Tierfilm oder das intelligenteste „Lernprogramm" läuft. Die Realität aus Lautsprechern und Bildschirmen ist – konkretistisch und metaphorisch – flach und entsprechend wenig werden kleine Kinder daraus herausziehen können.

Uns Erwachsenen schadet es nicht, vor Bildschirmen zu sitzen (wir sehen hier einmal von den üblichen Kollateralschäden unserer Kultur auf Wirbelsäule, Kohlehydrat- und Fettstoffwechsel, Muskulatur, Herzkreislauf sowie Verdauungsapparat ab). Wir wissen ja schon, dass die Rassel klappert, und wenn wir eine sehen und hören, dann bringen wir dies automatisch in Zusammenhang. Uns fällt nicht einmal auf, dass wir hier ein kompliziertes Problem (das der Bindung von Eigenschaften an Objekte) mühelos lösen. Daher noch einmal: Wir können dies nur, weil wir aus entsprechenden Erfahrungen gelernt haben. Diese bietet der Bildschirm unseren Kindern nicht.

Aber haben nicht neueste Untersuchungen gezeigt, dass Videospiele bestimmte geistige Leistungen trainieren können, dass die Fähigkeiten von Spielern also – zumindest in manchen Tests – besser werden, je mehr sie ballern?

Zunächst scheint eine Arbeit aus der Zeitschrift *Nature* vom Herbst 2003 dies tatsächlich nahe zu legen. Bei näherem Hinsehen jedoch liegen die Dinge etwas anders. Betrachten wir die Arbeit daher eingehender.

Greene und Bavelier (4) ließen Versuchspersonen ein so genanntes Ego-shooter-Videospiel (z.B. Counter-Strike) oder ein älteres Videospiel (Tetris) jeweils für 10 Stunden spielen. Die Versuchspersonen wurden dabei zufällig den Gruppen zugeteilt, um Selektionseffekte auszuschließen. (Es könnte ja sein, dass nur derjenige gerne rumschießt, dessen Aufmerksamkeitssystem hierfür besonders geeignet ist. Die Versuchsleiter wollten also den Prozess der Selbstselektion als Ursache für die beobachteten Effekte ausschließen.)

Wie die Ergebnisse zeigen, hat das zehnstündige Spielen eines Video-Kampf- und Schießspiels tatsächlich messbare Auswirkungen auf die Aufmerksamkeitsfunktion des Spielers: Der Fokus der Aufmerksamkeit wird weiter und der Spieler entdeckt beispielsweise simultan dargebotene Reize rascher auf einem Computerbildschirm.

Bevor der geneigte Leser jedoch damit beginnt, seinen Kindern gewalttätige Videospiele zu verordnen, seien die psychologischen Prozesse und deren Veränderung einmal genauer betrachtet (vgl. [7]): Wenn ich (im Spiel) ständig von überall her angegriffen werde, erweitert sich mein Aufmerksamkeitsfokus entsprechend und ich kann alles Mögliche um mich herum schneller und effektiver wahrnehmen. Epidemiologischen Studien zur Häufigkeit von Aufmerksamkeitsdefizitsyndromen (die dadurch charakterisiert sind, dass das Kind sich nicht auf eine Sache konzentrieren kann, sondern immer von anderen Einflüssen abgelenkt wird) zufolge liegt das Problem dieser Kinder jedoch gerade nicht darin, sich nur auf Weniges konzentrieren zu können. Im Gegenteil: Sie leiden ohnehin schon unter einer Vergrößerung ihres Aufmerksamkeitsfokus, der durch das Ballern noch größer wird. Dies ist zum Punktesammeln in Videospielen sinnvoll, im Schulalltag ist es störend.

Halten wir fest: Computer liefern eine flache, verarmte Realität, insbesondere wenn der Benutzer die wirkliche Realiät noch nicht kennt und sie beim Betrachten eines Bildschirms nicht dauernd ergänzen kann. Damit sind Computer bei den ganz Kleinen kontraindiziert. Ebenso wenig trainieren Computer die Fähigkeiten, die in der Schule notwenig sind, weswegen sie auch in der Schule kontraindiziert sind. Dass Kinder und Jugendliche dann später von den Bildschirmen vor allem Gewalt lernen, war an dieser Stelle bereits mehrfach Thema und sei hier nicht weiter diskutiert. Kurz: Wer glaubt, er tue seinen Kindern mit einem Computer etwas Gutes, der denke noch einmal genau nach.

Literatur

1. Alais D, Burr D. The ventriloquist effect results from near-optimal bimodal integration. Current Biology 2004; 14: 257–62.
2. Chang EF, Merzenich MM. Environmental noise retards auditory cortical development. Science 2003; 300: 495–502.
3. Chomsky N. Rules and representations. New York: Columbia University Press 1978.
4. Green CS, Bavelier D. Action video game modifies visual selective attention. Nature 2003; 423: 534–7.
5. Körding KP, Wolpert DM. Bayesian integration in sensorimotor learning. Nature 2004; 427: 144–7.
6. Rideout VJ, Vandewater EA, Wartella EA. Zero to six. Electronic media in the lives of infants, toddlers and preschoolers. The Henry J. Kaiser Family Foundation 2003. http://kaisernetwork.org
7. Riesenhuber M. An action video game modifies visual processing. Trends in Neuroscience 2004; 27: 72–4.
8. Spitzer M. Lernen – Gehirnforschung und die Schule des Lebens. Heidelberg: Spektrum Akademischer Verlag 2002.
9. Spitzer M. Noise und Neuroplastizität – Umweltlärm und Sprachfähigkeit. Nervenheilkunde 2003; 22 (5): 278–80.
10. Spitzer M. Selbstbestimmen – Gehirnforschung und die Frage Was sollen wir tun? Heidelberg: Spektrum Akademischer Verlag 2004.

Internet für die Mädchen!

Mit Computern und vor allem dem Internet ist es wie mit Beton: Es kommt darauf an, was man daraus macht. Wie jede kulturelle Neuerung unterliegt auch das Internet der Formung durch die Menschen als Träger bzw. Benutzer der Kultur. Damit dies geschehen kann, braucht es jedoch Zeit. Und genau hierin liegt beim Internet das Problem. Nimmt man als Maß die Zeit, die ein Medium brauchte, bis es 50 Millionen Benutzer aufweisen konnte, so belief sich diese beim Telefon auf etwa 75 Jahre, beim Radio noch auf 38 Jahre, beim Fernsehen auf 13 Jahre und beim Internet (gerechnet von der Einführung des World Wide Web im Jahr 1992) auf ganze 4 Jahre (3). Diese kurze Spanne lässt nicht viel Zeit für (kultur-)kritische Reflexionen zum Umgang und zu den Auswirkungen dieses Umgangs und führte nicht zuletzt deshalb zu einem der größten wirtschaftlichen Desaster der jüngeren Vergangenheit. – Was ist zu tun?

Beim Nachdenken über diese Frage kam mir die Beobachtung meiner Kinder zu Hilfe. – Mike Posner hat einmal zu mir gesagt, dass ich wohl deshalb fünf Kinder hätte, weil man ab $n = 5$ überhaupt erst eine Chance hat, Beobachtungen mit einem $p < 0,05$ signifikant zu bekommen. Nun beobachte ich sicherlich bei meinen Kindern sehr viel und mache mir auch gelegentlich meine Gedanken, denn interessante Episoden gibt es nahezu täglich. Dennoch bin ich in dieser Hinsicht ein lausiger Empiriker, denn noch kein einziges Mal habe ich eine Signifikanzprüfung vorgenommen.

So auch im Fall der geschlechterspezifischen Nutzung des Internets, das seit 10 Jahren als Massenmedium die Welt (4) und seit einem Jahr auch unseren Haushalt beglückt. Und um es gleich ganz kurz zu machen, lautet meine Erfahrung wie folgt: Mädchen kommunizieren und Jungs ballern.

Etwas detailreicher ausformuliert, seien meine Beobachtungen wie folgt beschrieben: Ulla und Anja benutzen das Netz zur Pflege ihrer Sozialkontakte, die um die Welt nach Westen bis zur Westküste der USA und nach Osten bis nach Japan reichen. Praktisch ist das Internet noch bei der Erledigung von Hausaufgaben, vor allem beim Anfertigen von Referaten. Ansonsten interessiert die Mädchen das Netz nicht besonders, schließlich gibt es aufregendere Tätigkeiten als das Hocken vor einer Mattscheibe.

Ganz anders die Jungs. Sofern sie nicht ballern, laden sie herunter: verbotene Spiele und Videos, Musik (verbotenerweise) und allerlei anderen visuo-akustischen Unsinn, bei dem es sich im Wesentlichen nicht um Faktisches, sondern um Fiktion handelt. Das Resultat ist schon fast unheimlich und besteht u.a. darin, dass trotz jeder Menge realer Kriege vor der Haustür die Diskussion im mit 4:3 männlich dominierten Familienkreis von *fiktionalen* Kriegen („Star Wars“ bis „Herr der Ringe“) beherrscht wird.

Meine bescheidenen privaten Beobachtungen haben lediglich Pilotcharakter: Die Ergebnisse des Zwei-Gruppen-Designs mit n = 2 und n = 3 können nicht signifikant werden, und zudem ist die Variable Geschlecht mit der Variablen Alter konfundiert (die Fünf kamen innerhalb von 6 Jahren zur Welt, zuerst die Mädchen, dann die Jungen). Positiv ins Feld führen, könnte ich allenfalls die genetische Homogenität der Gruppen. Negativ fällt jedoch zu guter Letzt ein Sampling-Bias im Hinblick auf soziale Schicht auf, sodass meine Eindrücke allenfalls von heuristischem Wert sind.
Nehmen wir diese Beobachtungen jedoch einmal ernst und schauen im Netz (wo sonst?) nach, was es zur Soziologie seiner Benutzung – vor allem im Hinblick auf *gender issues* – zu sagen hat. Eine Suche unter Google (Stichwörter: „internet use gender"; „sex" war nicht nur aus den bekannten Gründen zu vermeiden, sondern auch inhaltlich falsch, geht es doch hier um *kulturelle* Geschlechterrollen) ergab in 0,08 Sekunden (!) 1 920 000 Ergebnisse (!!), von denen ich im Folgenden nur auf weniger als 0,0004% (!!!) Bezug nehmen kann und möchte.
War die Nutzung des Internet noch vor wenigen Jahren fast reine Männersache, hat sich dies in der jüngsten Vergangenheit deutlich geändert: Frauen haben aufgeholt und die Männer zumindest teilweise überholt (6). Zwar gebrauchen Männer noch immer das Netz häufiger, der Anteil der Frauen an allen Internetbenutzern stieg jedoch von 5% im Jahr 1994 über 33% im Jahr 1996 auf 49% im Mai 1999 und auf über 50% im Jahr 2001 (Daten aus den USA). Damit liegen Frauen im Hinblick auf die Nutzung des Internets rein zahlenmäßig absolut vorne.
Ich möchte an dieser Stelle die These vertreten, dass dies auch gut so ist. Um sie zu belegen, seien Daten zur Nutzung des Internets im Einzelnen herangezogen, die insgesamt folgendes Bild ergeben: Je mehr die Benutzung des Internets durch die Bedürfnisse der Menschen und nicht durch technische Verfügbarkeit oder technische Kompetenz bestimmt wird, desto mehr zeigt sich, wozu es eigentlich dient bzw. zum Wohle aller dienen kann: zur Kommunikation. Nun sind Frauen in sprachlicher und sozialer Hinsicht kompetenter als Männer, und so wundert nicht, dass sich dies auch im Internet zeigt, je mehr es von einem Spielzeug für Männer zu einem ganz normalen Bestandteil jeden Haushalts heranreift.
Betrachten wir die Dinge genauer: Noch vor 5 Jahren ergab eine Befragung an 495 Studenten (232 männlich; 263 weiblich) in den USA nach den Benutzergewohnheiten des Internets kaum geschlechtsabhängige Unterschiede in der Art der Nutzung. Dies hat sich geändert.
So hat die Tatsache, dass auf der ganzen Welt vor allem Frauen Bücher kaufen und wohl auch lesen (wer es nicht glaubt, der gehe einmal tagsüber in einen ganz normalen Buchladen), beispielsweise dazu geführt, dass die Kundschaft des weltgrößten Internetbuchhändlers Amazon in den USA zu 56% aus Frauen und nur noch zu 44% aus Männern besteht. Beim sonstigen Kaufen und Verkaufen (eBay) haben in den USA die Männer mit 53% noch knapp die Nase vorn (2). Eine australische Studie (8) ergab, dass Frauen das Internet eher als Werkzeug nutzen und dass sie per-

sönliche Kommunikation über das Internet erledigen. Männer hingegen verwenden das Internet eher zum Spielen und für „unpersönlichen“ (geschäftlichen) Austausch. Zu ganz ähnlichen Ergebnissen kam eine Studie an 630 angloamerikanischen Studenten: Während die Männer eher im Web surfen, nutzen Frauen vor allem die E-Mail-Funktionalität des Internets. Und wenn Frauen doch Informationen im Netz suchen, dann drehen sich diese nach einer Studie der Vanderbilt University eher um Erziehung, Gesundheit, Familie, Kinder und Mode, wohingegen die Männer bei Nachrichten, Sport und Online-Banking die Nase vorn haben (1).

Eine im August 2002 publizierte Studie zu den Benutzungsgewohnheiten älterer Menschen (über 55 Jahre) in Großbritannien passt ebenfalls ins Bild: Fast 80% der Männer suchen im Netz Informationen oder gehen ihren Hobbys nach, 86% der Frauen nutzen dagegen das Internet zur Kommunikation mit Freunden und Familienangehörigen (5).

Nota bene: Nicht nur im Netz, sondern auch am Handy sind Frauen sozialer: Sie telefonieren mit 275 Minuten pro Monat insgesamt weniger als Männer (372 Minuten pro Monat), sprechen jedoch häufiger (78% der Zeit am Handy) mit Freunden als Männer (64,5%) (Daten aus den USA; vgl. [1]).

Über die Zukunft des Internets zu spekulieren, ist schwierig. Das Platzen der Dot-Com-Blase hat gezeigt, dass viele – vorwiegend männliche – Erwartungen an das Internet hoffnungslos übertrieben und realitätsfern waren. Die – um leider noch eine männliche Wortbildung heranzuziehen – Killer-Anwendung des Internets ist Email (4). Also ganz schlicht und einfach die elektronische Form des geschriebenen Briefs. Und wer schreibt sie vor allem? – Mädchen und Frauen! Vielleicht liegt hier eher die Zukunft des Internets als in der „schnellen Mark“, die gerissene Geschäftsleute mittels Spam den ahnungslosen (männlichen) Anwendern aus der Tasche zu ziehen versuchen.

Es wird also höchste Zeit, dass wir die Mädchen ans Internet lassen. Dann werden sie mit ihren sprachlichen und sozialen Stärken und ihren geringeren Testosteronspiegeln schon dafür sorgen, dass dieses wunderbare Medium nicht zu einem Trainer für Aggressionen, einem Tummelplatz für Trickdiebe und einem Marktplatz für anonyme und moralisch fragwürdige Transaktionen wird. Und noch ein ganz praktischer Rat für Eltern von Teenagern: Man sollte sich ernsthaft überlegen, deren Internetzugang geschlechtsabhängig zu regeln.

Literatur

1. Anonymus. Web site popularity by gender. Vanderbilt University 1998. http://www.media-awareness.ca/english/resources/research_documents/statistics/internet/website_by_gender.cfm?RenderForPrint=1
2. Anonymus. Men still dominate worldwide internet use. Cyber Atlas 2002. http://cyberatlas.internet.com/big_picture/demographics/article/0,,5901_959421,00.html

3. Huurdeman AA. The worldwide history of telecommunications. Hoboken NJ: John Wiley 2003.
4. Jackson L. Gender and the internet: Women communicating and men searching. Sex Roles: A Journal of Research 2001. http://www.findarticles.com/cf_dls/m2294/2001_March/ 78361733/print.jhtml
5. Jüptner O. Gender differences in UK Seniors internet use. egateway 2002. http://www.egateway.net/infoarea/news/news.cfm?nid=2601
6. Pastore M. Women maintain lead in internet use. Cyber Atlas 2001. http://cyberatlas.internet.com/big_picture/demographics/article/0,5901_786791,00.html
7. Perry LA, Perry TT. Gender Differences in internet use. Do they exist? The IAECT Journal 1998. http://www.eiu.edu/~mediasrv/iaectJournal/1998/04perry.htm
8. Singh S. Gender Differences in internet Use and electronic commerce. PTC 2000. http://web.ptc.org/library/proceedings/ptc2000/sessions/monday/m13/m132/

Kinder lernen schneller

Es sei denn, man macht Erwachsene aus ihnen

Kinder lernen sprichwörtlich schnell und leicht. Sie lernen laufen, sprechen, sich zu benehmen und noch vieles mehr. Kinder sind wahre Lernakrobaten und wir Erwachsenen sind lahme Gesellen dagegen. So scheint es zunächst.
Wenn Kinder jedoch irgendetwas bestimmtes lernen sollen, tun sie sich schwer: Ihr Frontalhirn ist noch nicht so weit ausgereift wie das der Erwachsenen, weswegen es mit besonnenem, zielgerichtetem, planvollem Lernen nicht gut bestellt ist. Daher können Erwachsene durchaus manches schneller lernen als Kinder. Sie verfügen über Einsicht. Wer schon zwei Sprachen kann und sich fest vornimmt, eine dritte systematisch zu lernen, ist womöglich schneller als das Kleinkind beim Mutterspracherwerb. Also haben Erwachsene die Nase beim Lernen vorn.

Änderung von Synapsenstärken

Was stimmt nun? Wer lernt schneller, Kinder oder Erwachsene? Solange man dieser Frage nur mit psychologischen Mitteln nachgeht, kommt man nicht weiter: Der eine misst diesen Lernvorgang in verschiedenen Altersgruppen und findet dieses Ergebnis, der andere macht das Gleiche bei einem anderen Lernvorgang und findet ein anderes Ergebnis. Betrachtet man Lernprozesse jedoch unter neurobiologischem Gesichtspunkt, wird die Sache klarer: Lernen bedeutet in neurobiologischer Hinsicht, dass sich Synapsenstärken ändern. Es gibt gute Gründe für die Annahme, dass das Ausmaß der Synapsenstärken-Veränderung bei einem Lernvorgang (in Netzwerkmodellen bezeichnet man diesen Parameter als Lernkonstante) mit zunehmendem Alter abnimmt.
Betrachten wir hierzu drei ganz unterschiedliche Datensätze, die vielleicht eines gemeinsam haben: Es geht um Lernprozesse, die vor allem mit sehr vielen kleinen einzelnen Lernschritten einhergehen und kaum oder gar nicht mit Einsicht:
Beispiel 1: Lundborg und Rosén (3) untersuchten den Tastsinn von 54 Patienten, bei denen es zu einer Durchtrennung der sensiblen handversorgenden Nerven gekommen war. Diese wurden genäht, wonach es zum Aussprossen neuer Nervenfasern aus den alten Fasern vom Punkt der Durchtrennung aus in Richtung Hand und Fingerspitzen kommt, da die Nervenfasern nicht zusammenwachsen können. Es wachsen vielmehr neue Fasern entlang der alten Fasern, die als Leitschiene genutzt werden, mit einer Geschwindigkeit von etwa einem Millimeter pro Tag. Für eine Strecke vom Unterarm Nähe Ellenbogen bis in die Fingerspitzen braucht dieses Wachstum also gut ein Jahr.

Allein mit dem Nachwachsen ist es jedoch noch nicht getan. Stellen Sie sich einen Kabelbaum der Telekom vor, der einhunderttausend kleine dünne Telefondrähte enthält und den ein Bagger bei Tiefbauarbeiten durchtrennt hat. Was der Chirurg bei einer Nervennaht lediglich machen kann, entspricht etwa der folgenden Reparatur des dicken Telefonkabels: Die beiden Enden werden zusammen gehalten und Klebeband wird um das ganze Kabel gewickelt. Damit ist das Kabel gewiss nicht repariert, denn dazu bedürfte es der Zusammenführung jedes einzelnen kleinen Drahtes. Genau dies jedoch geht chirurgisch nicht, denn die einzelnen Nervenfasern (Drähte) sind viel zu klein und zudem ist nicht klar, welcher mit welchem zusammengefügt werden müsste.

Wenn also nun neue Nervenfasern entlang der alten wachsen und am Ende die Tastkörperchen an der Haut erreichen, ist der Tastsinn keineswegs repariert. Die Neuronen im sensorischen Tastkortex bekommen jetzt zwar wieder Impulse, diese kommen jedoch nicht von den gewohnten Punkten der Körperoberfläche, sondern von irgendwo her, je nachdem, welche Faser gerade in welcher weiter gewachsen ist.

Interessanterweise kommt es aber dennoch zur Wiederherstellung des Tastsinns. Dies liegt daran, dass die Neuronen des Kortex anhand der neuen statistischen Eigenschaften ihres Inputs umlernen können. Sie entwickeln also langsam neue Repräsentationen, und ein Neuron, das vielleicht früher für den Daumenballen zuständig war, wird nun vielleicht bei Berührung der Kuppe des kleinen Fingers aktiviert. Dieser Vorgang braucht Zeit, denn zuerst müssen die Fasern ausgewachsen sein und dann muss der Tastinput verarbeitet werden. Dieses Verarbeiten strukturiert darauf die kortikalen Repräsentationen der zuvor sensibel abgetrennten Körperoberfläche neu.

Die Studie von Lundborg und Rosén hat sehr deutlich gezeigt, dass die Zeit, die der somatosensorische Kortex zur Reorganisation braucht, vom Alter des Patienten abhängt (vgl. Abb. 1).

Der Tastsinn aller Patienten wurde mit entsprechenden Aufgaben im zeitlichen Abstand von zwei Jahren nach der Nervennaht untersucht. Waren die Patienten im Alter von 10 Jahren operiert und im Alter von 12 Jahren kontrolliert worden, war der Tastsinn praktisch bereits wieder vollständig hergestellt. Erfolgte die Verletzung und Operation jedoch einige Jahre später, zeigte die zwei Jahre danach durchgeführte Untersuchung noch deutliche Einbußen des Tastsinns. Dies schließt zwar keineswegs aus, dass im weiteren Verlauf noch eine Besserung eintritt, zeigt jedoch, dass das Umlernen des Kortex nicht mehr so rasch erfolgt wie in jüngeren Jahren. Wie man sieht, ist die durchschnittliche Besserung des Tastsinns bei über 40-Jährigen zwei Jahre nach der Operation noch recht bescheiden.

Beispiel 2: Barinaga (1) berichtete von einer Untersuchung an 46 New Yorker Immigranten aus China und Korea im Hinblick darauf, wie gut sie des Englischen mächtig waren in Abhängigkeit davon, in welchem Alter die Einwanderung erfolgt war. Ein Grammatiktests diente als Indikator dafür, wie gut die Sprache gelernt worden war. Es zeigte sich, dass Personen, die vor dem 11. Lebensjahr ins Land ge-

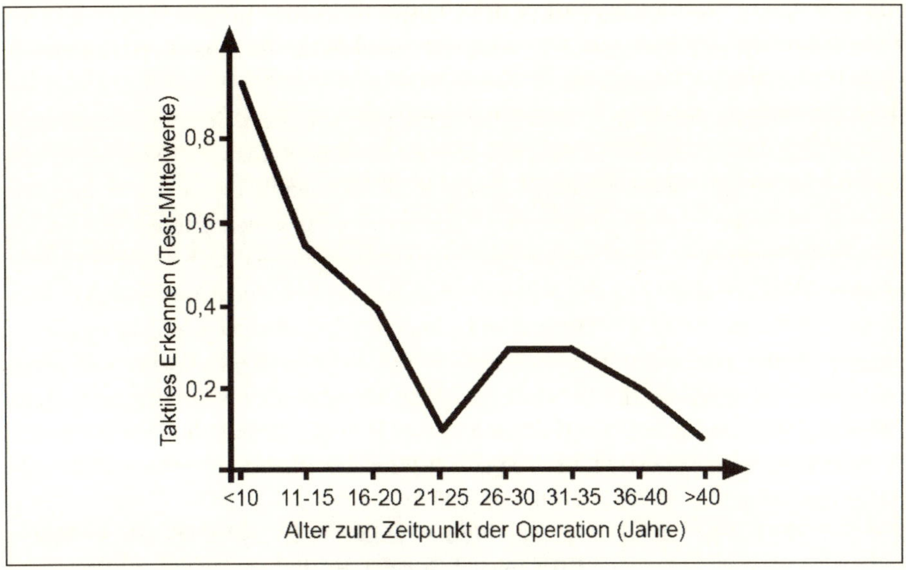

Abb. 1 Durchschnittliche Besserung des Tastsinns bei 54 Patienten zwei Jahre nach der Verletzung und operativer Wiederherstellung wesentlicher Nerven des Unterarms (3).

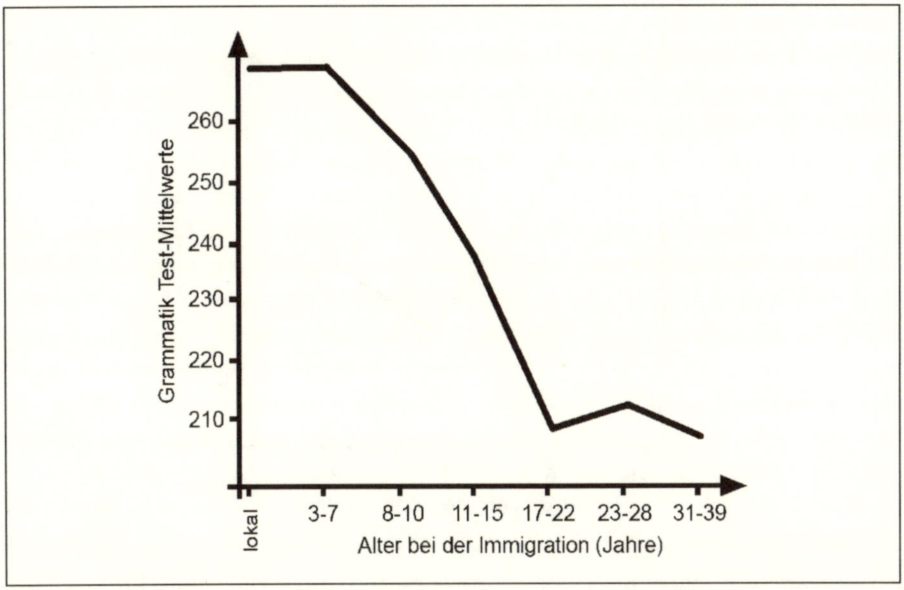

Abb. 2 Abschneiden von Immigranten in einem Grammatiktest in Abhängigkeit vom Alter bei der Einwanderung (1).

kommen waren, die Sprache praktisch fehlerfrei beherrschten. Mit zunehmendem Alter zum Zeitpunkt der Einwanderung nahmen jedoch die Sprachfertigkeiten ab (Abb. 2).

Beispiel 3: Zu den mehr als 700 publizierten Untersuchungen des Zusammenhangs von Gewalt in den Medien und realer Gewalt gibt es eine Reihe von Metaanalysen. Je nach Erkenntnisinteresse der Autoren lässt sich untersuchen, ob es Unterschiede in den Effekten zwischen Studien in einzelnen Ländern gibt, zwischen Studien, die unterschiedliche Typen bzw. Arten von Programmen zum Gegenstand hatten oder eben zwischen Studien bei jüngeren oder älteren Probanden. Da es bei den Auswirkungen von Gewalt im Fernsehen auf das Denken und Handeln von Menschen ebenfalls um Lernprozesse handelt, sollte eine Metaanalyse vieler Studien zum Thema Gewalt und Fernsehen eine Abhängigkeit der Effektstärken vom Alter der jeweils untersuchten Menschen zum Ergebnis haben. Genau dies zeigte sich in der Metaanalyse von Paik und Comstock aus dem Jahr 1994, die sich auf 217 Studien (die insgesamt 1 142 Einzelvergleiche enthielten) des Zeitraums von 1957 bis 1990 bezog (Abb. 3).

Zufall? – Vielleicht. Die drei Kurven können jedoch auch als Indiz dafür gewertet werden, dass ganz unterschiedlich spezialisierte Bereiche des Kortex im Laufe des Lebens eines Individuums eine gleichsinnige Änderung ihrer Plastizität erfahren:

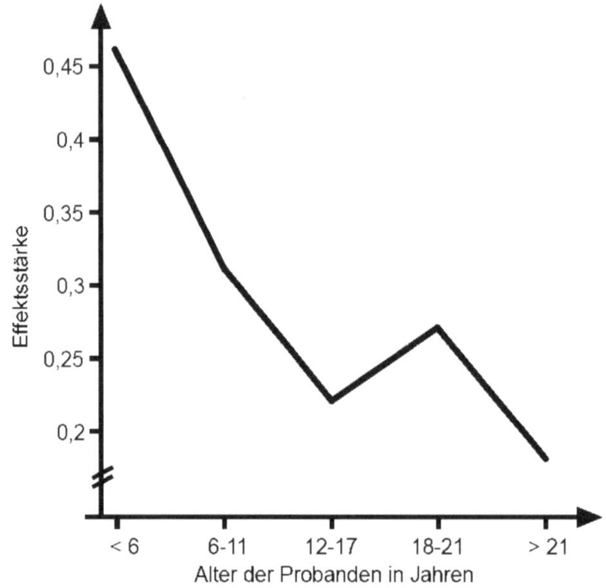

Abb. 3 Effektstärken (r) in der Metaanalyse von Paik und Comstock (4) des Zusammenhangs von medialer Gewalt und realer Gewalt, differenziert nach dem Alter der Probanden. Je jünger die Probanden, desto eher lernen sie Gewalt im Fernsehen.

Das Ausmaß bzw. die Geschwindigkeit von erfahrungsbedingter, d.h. vor allem durch viel Input getriebener Reorganisation nimmt in ganz ähnlicher und charakteristischer Weise ab.
Man mag sich bei Betrachtung der Kurven wundern, warum sie ein kleines zweites Maximum bei etwa Anfang 20 Jahren aufweisen. Bei aller im Hinblick auf derartige Daten gebotenen Vorsicht der Interpretation sei die Vermutung erlaubt, dass es sicherlich keinen Nachteil darstellt, wenn zum Zeitpunkt des Auftretens von Nachkommen die Lernfähigkeit etwas zunimmt. Empirische Hinweise hierzu liegen, zumindest was Rattenmütter anbelangt, vor: Rattenmütter lernen besser als ihre Kolleginnen ohne Nachwuchs. Das Hormon Oxytocin hat nicht nur Funktionen im Hinblick auf Brustdrüse und Gebärmutter, sondern kann auch Lernprozesse beschleunigen. Es wird bei Frauen beim Stillen ausgeschieden, bei Männern während des sexuellen Höhepunkts. Oxytocin spielt gerade bei sozialem Lernen und entsprechenden Bindungsprozessen eine wichtige Rolle.

Erwachsene lernen langsamer

Zurück zum Lernen: Wer gelernt hat, begreift die Welt schneller, ordnet das Wahrgenommene rascher ein, weiß, was Sache ist (und genau deswegen lernt man ja). Dies hat auch zur Folge, dass die Dinge nicht mehr so genau betrachtet werden müssen, um sie zu „sehen", und deswegen Kleinigkeiten schlechter behalten werden. Nehmen wir an, Sie hätten noch nie Hunde und Katzen gesehen, und ich zeigte ihnen Bilder von Hunden und Katzen. Kleinen Kindern geht es ähnlich. Zeigt man Fünfjährigen zunächst Bilder von Katzen und fragt hinterher durch Darbieten eines der gesehenen Bilder und eines neuen Bildes, welches der beiden sie schon kennen, so wird deutlich, dass sie sich die einzelnen Bilder genau eingeprägt haben: Sie können gut unterscheiden (5). Erwachsene schneiden bei dem gleichen Test deutlich schlechter ab und unterscheiden bereits gesehene von neuen Bildern nur noch auf Zufallsniveau (vgl. Abb. 4).
„Nun, Erwachsene lernen eben langsamer", könnte die erste Reaktion lauten. Das Experiment zeigte jedoch auch sehr deutlich, warum dies so ist: Zeigt man Kindern sehr viele Bilder von Katzen, so dass sie die Kategorie „Katze" bilden können, und macht den Test dann mit ihnen, dann sind sie so schlecht wie Erwachsene. Das Lernen einer Kategorie, eines abstrakten Begriffs, hat also dazu geführt, dass die Wahrnehmung zwar einerseits rascher und zielsicherer erfolgt, sich also nicht mit zufälligem Kleinkram aufhält. Andererseits ist genau aus diesem Grunde die Lernleistung für solche Einzelheiten dann eben auch geringer. Es ist also möglich, Kindern das Wissen der Erwachsenen beizubringen – um den Preis, dass sie nicht mehr so genau hinschauen.
Das alles klingt dramatischer als es ist. Wir lernen, gerade weil es uns das Leben und den Umgang mit den Dingen erleichtert. Eine Konsequenz daraus ist, dass wir immer mehr immer genauer wissen und dieses Wissen anwenden.

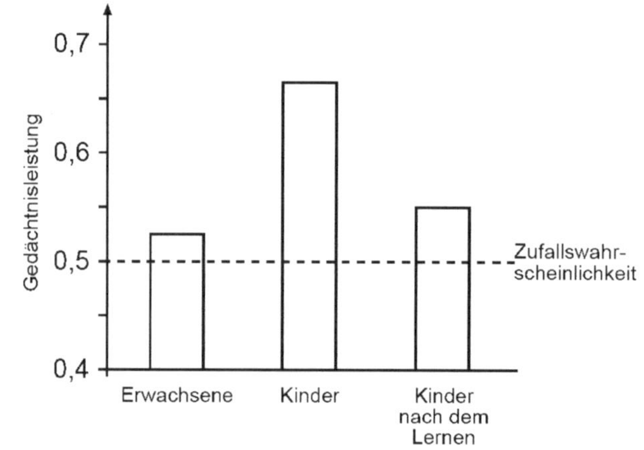

Abb. 4 Gedächtnisleistung im beschriebenen Gedächtnistest bei Kindern, Erwachsenen und Kindern nach Lerndurchgängen (2).

Literatur

1. Barinaga M. A critical issue for the brain. Science 2000; 288: 216–9.
2. Hayes BK, Heit E. Why learning and development can lead to poorer recognition memory. Trends in cognitive sciences 2004; 8: 337–9.
3. Lundborg G, Rosén B. Tactile gnosis after nerve repair. Lancet 2001; 358: 809.
4. Paik H, Comstock G. The effects of television violence on antisocial behavior: A meta-analysis. Communication Research 1994; 21: 516–46.
5. Sloutsky VM, Fischer AV. When learning and development decrease memory. Psychological Science 2004; 15: 185–200.

Macht Punkt!

Tödliche Geschosse, Präsentations-Software und kognitiver Stil

Nimmt man einmal alles zusammen, was einem so täglich präsentiert wird, dann erlebt man als Wissenschaftler und Professor einige hundert Präsentationen jährlich. Man bekommt dann das Gute und das Schlechte, das Engagierte und das Langweilige, das Verständliche und das Unverständliche zu sehen. Es ist dabei immer wieder erstaunlich, dass ein Motivationspsychologe einen langweiligen Vortrag und ein Vision-Researcher unentzifferbare Grafiken produzieren kann. Früher war die Sache noch einfach: Mediziner benutzten Dias, Psychologen Folien, Mathematiker waren an den kreideweißen Fingern zu erkennen und Ingenieure hatten immer etwas dabei, das sich bewegte, Krach machte und/oder stank. Als Zuhörer wusste man, wo man war, kannte sich aus und verstand die Vorträge. Dies hat sich in den vergangenen fünf Jahren nachhaltig verändert.

Ganz besonders gelitten haben Vorträge und Präsentationen seit der Einführung von Laptops, Video-Beamern und Präsentations-Software. Längst nicht mehr nur auf wissenschaftlichen Tagungen wird visualisiert und animiert was das Zeug hält – vor allem von denjenigen, die auf Professionalität Wert legen ohne wirklich ein Profi zu sein. Das Interessante an der technologischen Revolution im Präsentationsstil ist, dass sie viel Geld gekostet hat, uns als gewaltiger Fortschritt verkauft wurde, die Präsentationen jedoch deutlich schlechter geworden sind.

Jetzt fliegen Texte zwar von links oder rechts über den Bildschirm – hübsch –, dafür können sie jedoch nicht mehr gelesen werden. Aber darauf kommt es ja vielleicht auch gar nicht an. Waren die Hintergründe früher weiß (Folie), blau (Dia) oder dunkelgrün (Tafel), so sind sie in heutigen Präsentationen wunderbar bebildert oder zumindest gemustert – sodass der Vordergrund kaum zu erkennen ist. Wahrscheinlich ist er eben auch nicht so wichtig! Die Bildschirmauflösung auch guter Hardware ist bis heute um ein Vielfaches schlechter als die von Tafeln, Dias oder Folien, aber die fliegende Schrift oder der Wechsel von einer Folie zur nächsten nach Art eines Puzzle sind einfach zu schön, um auf sie verzichten zu wollen. Wer jedoch so präsentiert, der sagt nicht „Hier sind die Fakten und das, was ich mir dazu denke“, sondern gibt dem Publikum eher nach Art einer Dog-and-Pony-Show zu verstehen: „Hey, schaut mal, was für tolle Tricks ich diesem teuren kleinen Spielzeugkistchen beigebracht habe.“

Was die niedrige Auflösung in jedem Fall mit sich bringt, ist die Notwendigkeit zu großer Schrift und damit zur Beschränkung auf das Wichtigste – im Prinzip nicht verkehrt, aber die Präsentation von heute bleibt keineswegs beim Nötigsten. Neben den allgegenwärtigen Geschossen (Bullets) und Hintergründen muss Clip-

Art her, damit die Botschaft vermeintlich auch wirklich ankommt. Bei dieser Kunstform handelt es sich um die erwachsen gewordene elektronische Reinkarnation von Abziehbildchen, die ihr Unwesen in selbst den seriösesten Vorträgen treiben können und eigentlich Clip-Unart heißen sollten.

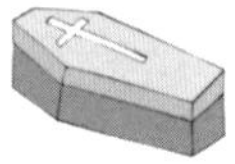

Wie jede Revolution hat auch die des Präsentationsstils ihre indirekten Folgen. Die bis heute schwerfällige Hard- und vor allem Software bewirkt auf Tagungen immer wieder das Gleiche: Hat ein Redner seinen Vortrag beendet und der nächste soll anfangen, gibt es immer erst einmal ein Problem damit, dass der Beamer den Laptop nicht erkennt und/oder umgekehrt, kurz: es kommt kein Bild. Ist die Verbindung dann hergestellt, stimmt die Bildschirmauflösung nicht, das Bild ist zu klein oder zu groß und der Computer muss neu gestartet werden. Man kann dann beobachten, wie der langsam nervös werdende Vortragende das Passwort eingibt und die Festplatte des Laptop nach Viren gescannt wird. Nach zwei bis drei Minuten erscheint zur Erleichterung des Vortragenden dann endlich dessen Desktop auf der Leinwand mit allem, was für das Publikum bestimmt ist oder auch nicht. Da liegt schon der nächste Vortrag, der Brief an die Freundin oder der Link zur Porno-Seite. Nett ist es auch, wenn sich während des Vortrags plötzlich der Terminkalender meldet und darauf hinweist, dass der Vortragende auf dem Heimweg noch unbedingt eine dringend benötigte Haushaltsware vom Supermarkt mitbringen muss. – Haben Sie schon einmal darüber nachgedacht, wie viele Menschenjahre durch das lästige Warten, bis Laptop und Beamer sich verständigt haben (wenn sie es denn schaffen), bei Konferenzen schon verschwendet wurden? Beginnt man hier hochzurechnen, ergeben sich ganz erstaunliche Summen verschwendeter Zeit.

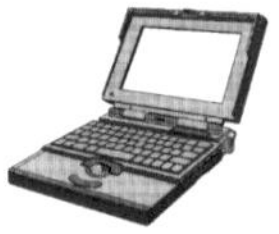

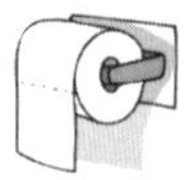

Aber nicht nur das Publikum leidet unter dem Fortschritt, sondern auch der Redner, der mittlerweile ja gar nicht mehr so heißt, sondern zum MultiMedia-Präsenter mutiert ist. Er kann nur noch wie ein Papagei das abspulen, was er in mühevoller Kleinarbeit zuvor stundenlang am PC zusammengewürfelt hat.

Ganz schlimm wird es, wenn der Redner im Besitz eines Laser-Pointers ist. Dann regrediert er sehr häufig mit Beginn seiner Präsentation zum Erstklässler und fährt beim Vorlesen seiner vorformulierten Satzbrocken mit seinem Laser-verlängerten Zeigefinger über jedes einzelne gerade zu lesende Wort. Wer glaubt, es handele sich hierbei um eine seltene *Form Fruste* kindlicher Dyslexie bei einem ansonsten gut kompensierten Erwachsenen, der irrt. Das Lesen mit dem Laser-Pointer gehört, neben dem Reden zur Leinwand, zu den verbreitetsten Unarten von Vortragenden überhaupt.

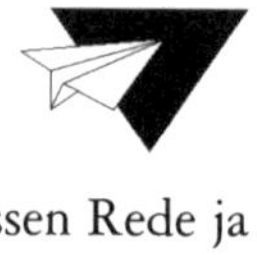

Vielleicht erklärt sich beides aus der Langeweile des Vortragenden, dessen Rede ja ebenso aus der Dose kommen muss wie seine mehr oder weniger bewegten Bilder. Deren Name – Animation – kann über deren abgrundtiefe Seelenlosigkeit kaum hinwegtäuschen, denn über der nur bewegten (tierischen) Seele steht seit Aristoteles ja noch die Vernunftseele des Menschen (1). Dieser Tatbestand scheint bei Ani-

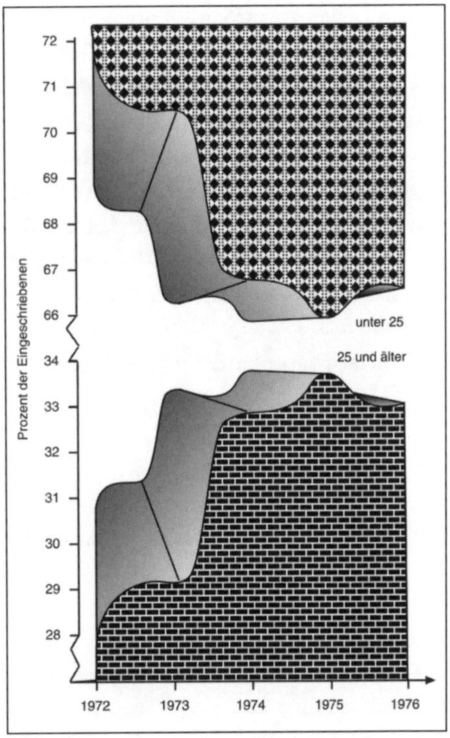

Abb. 1 Beispiel für das grafische Aufplustern und damit Verschleiern von quantitativer Information (modifiziert nach [4]). Es handelt sich um eine (tatsächlich publizierte) Pseudo-3D-Grafik zur Altersstruktur der Studentenschaft einer Universität, die eigentlich nur fünf recht langweilige, weil eng um den Wert 30% schwankende, Datenpunkte enthält (28%, 29,2%, 32,8%, 33,6% und 33% der Studenten sind 25 Jahre alt und älter). Die Daten eines Jahres addieren sich jeweils zu 100%, d.h. nur der obere oder der untere Teil der Abbildung wird benötigt. Der Informationsgehalt der Tiefe ist zudem Null. Dazu Tufte lapidar: „This may well be the worst graphic ever to find its way into print." ([4], S. 118)

mateuren mit ihren Animationen vor lauter Fortschritt unter die Räder gekommen zu sein. Und es ist diese direkte Auswirkung der revolutionierten Form der Präsentationen auf deren Inhalte, unter der wir alle am meisten zu leiden haben.

Der Grafik-Designer Edward Tufte hat im fünften Kapitel seines hervorragenden Buchs über die visuelle Aufbereitung quantitativer Informationen (4) den Begriff des Abbildungsmülls (chartjunk) entwickelt, worunter er die Überfrachtung der eigentlichen Information mit sinnlosen grafischen Elementen versteht. Hierzu zählen Clip-Art ebenso wie Pseudo-3D-Grafiken oder Augenflimmern-verursachende Muster (Abb. 1). Leider zeigten die der Publikation folgenden zwei Jahrzehnte mit dem Auftauchen des PCs, wie Recht er hatte (vgl. für weitere Beispiele auch [5, 6]).

Ein Detail am Rande: Zu den Gütemerkmalen von Video-Projektoren gehört neben Auflösung und Helligkeit auch deren Kontrastreichtum – je mehr Kontrast desto teuerer. In den Erläuterungen zu den vorgefertigten Stilvorlagen der Präsentations-Software ist jedoch der Hinweis zu finden, dass allzu großer Kontrast ästhetisch wenig ansprechend sei und in der Darstellung daher Pastelltöne (Ton in Ton) zur Anwendung kommen sollten. Man bezahlt also erst für Kontrast (bei der Hardware), um ihn dann mittels Software wieder zu reduzieren, für die nochmals zu entlohnen ist. (Ein Prinzip, auf dem unsere Wirtschaft zu beruhen scheint, wie an Rasenmähern, die selbst fahren und uns zur Anschaffung eines Heimtrainers wegen Bewegungsmangel nötigen, zu sehen ist und an vielem anderen Unsinn dieser Art mehr.)

In seinem neuesten Buch *The Cognitive Style of PowerPoint* argumentiert Tufte sehr klar, dass die Möglichkeiten und die Grenzen moderner Präsentations-Software zu einer Überfüllung der Vorträge mit unnutzer Grafik (Müll) und zugleich zu einer inhaltlichen Verarmung führen (7). Diese besteht vor allem in einer Verflachung des geistigen Inhalts der Präsentationen. Viele Ideen lassen sich nicht in fünf Punkte mit jeweils vier Wörtern ausdrücken. Was geschieht, wenn man es dennoch versucht, sei durch ein paar Beispiele illustriert. Aus Nobelpreis-geschmückter Literatur wird:

- Alter Mann fängt großen Fisch 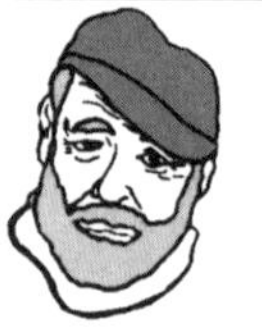
- $\text{Länge}_{\text{Boot}} < \text{Länge}_{\text{Fisch}}$ 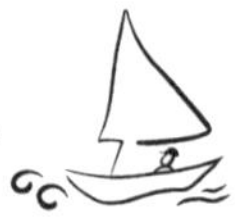
- Fisch wird außen an Boot befestigt 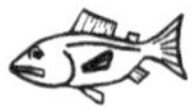
- Haie essen den Fisch
- Mann kommt nur mit Gräten nach Hause 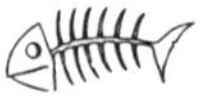

Oder wie wärs mit Friedrich Schillers *Die Glocke* à la PowerPoint:

- Loch in die Erde 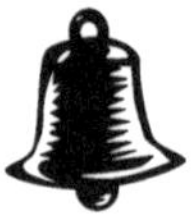
- Bronze rin
- Glocke raus
- Bim bim bim

Umberto Ecos große Erzählung wird zu...

...und selbst die dicksten Werke großer östlich-slawischer Literaten aus dem vorletzten Jahrhundert lassen sich auf kürzestem Raum unterbringen:

- Es geht um Mönche im Kloster
- Humorloser Bibliothekar findet Buch über Humor 
- Er bringt alle um, die darin lesen 
- Im Zuge der Ermittlungen brennt die Bibliothek ab 

- Es geht um militärische Konflikte 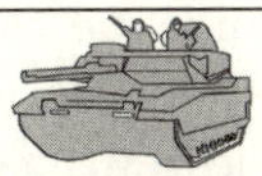
- und pazifistische Strömungen 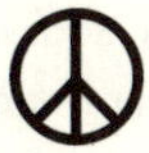
- in Russland 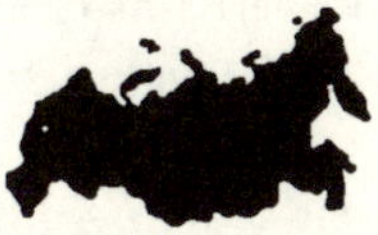 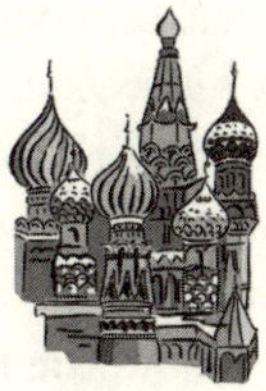

Wer jetzt schmunzelt, der übersieht, dass wir genau das – *wirklich nichts anderes* – heute in geschäftlichen und wissenschaftlichen Vorträgen landauf, landab erleben, wohlwollend über uns ergehen lassen und uns dazu auch noch gratulieren. 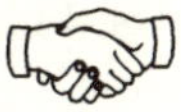
Besonders bedenklich stimmt dabei die Tatsache, dass PowerPoint als neueste didaktische Innovation auch an unseren Schulen Einzug gehalten hat. Wir sollten unsere Schüler jedoch weder mit jeweils auf drei bis fünf Punkte reduzierte Ideenfetzen füttern noch ihnen diese „Kunst" beibringen.
Eine Analyse von im Web publizierten PowerPoint-Folien ergab Folgendes: „...slides generated by educational administrators have the lowest average information content." (3) Aus meiner Sicht sollten wir verhindern, dass diejenigen, die selbst nichts zu sagen haben, die Benutzung neuer Medien, mit denen sich dies vertuschen lässt, uns und unseren Kindern flächendeckend vorschreiben.
Wer nicht glaubt, dass PowerPoint-Präsentationen unter einem vergleichsweise sehr niedrigen Verhältnis von Gehalt zu Darstellungsfirlefanz leiden, betrachte die

Tab. 1 Mittelwert (Median) der Datenpunkte in statistischen Grafiken aus unterschiedlichen Quellen (nach [7], S. 5).

Quelle	Anzahl
Science	> 1000
Nature	> 700
New York Times	120
Wall Street Journal	112
Frankfurter Allgemeine Zeitung	98
New England Journal of Medicine	53
The Lancet	46
Financial Times	40
Time	37
The Economist	32
Le Monde	28
28 Bücher mit PowerPoint-Präsentationen	12
Prawda (aus dem Jahr 1982)	5

Daten in Tabelle 1. Hier wurde die Zahl der in die Analyse eingehenden Datenpunkte nach Quellen aufgeschlüsselt, und man sieht, dass Grafiken von Publikationen in *Science* oder *Nature* jede Menge Daten enthalten. Selbst Zeitungen wie die *New York Times*, das *Wall Street Journal* oder die *Frankfurter Allgemeine Zeitung* haben datenreiche Grafiken. PowerPoint-Grafiken hingegen werden im Hinblick auf ihre Gehaltlosigkeit nur noch von der *Prawda* aus den Zeiten des eisernen Vorhangs unterboten.

Mitunter sind die mittels Bullets – d.h. Geschossen – präsentierten Gedankenfetzen tatsächlich tödlich, wie eine sehr detailreiche Analyse der NASA-internen Kommunikation vor dem Unglück des Space Shuttle *Columbia* zeigt (7). Wie aus Abbildung 2 hervorgeht, wurden elf Sätze, die wesentliche Informationen enthalten, in insgesamt fünf (!) Hierarchieebenen derart ineinander verschachtelt, dass das Wesentliche gerade nicht hervortritt, sondern verschleiert wird. Wenn man die Folie liest (sie liest sich im englischen Original übrigens nicht besser), kommt man kaum auf die Idee, dass eigentlich das Folgende ausgesagt wird: Bei genügend gro-

Review der Test-Daten legt Konservativismus im Hinblick auf Ziegel-Durchschlagung nahe

- Die existierenden SOFI-auf-Ziegel-Test-Daten, die zur Herstellung eines Kraters verwendet wurden, wurden zusammen mit den STS-87-Südwest-Forschungsdaten gesichtet
  - Krater überschätzte Durchschlagung der Ziegelbeschichtung signifikant
    - Initiale Durchschlagung wird durch normale Geschwindigkeit beschrieben
      - variiert mit Volumen/Masse des Projektils (z.B. 700 m/s für 3cu.In)
    - Signifikante Energie ist nötig, damit das weichere SOFI-Teil die relativ harte Ziegelbeschichtung durchschlägt
      - Die Tests zeigen, dass es bei genügender Masse und Geschwindigkeit möglich ist
    - Andererseits kann es zu signifikantem Schaden durch SOFI kommen, wenn ein Ziegel durchschlagen ist
      - Kleinere Variationen der Gesamtenergie (oberhalb der Durchschlagungsgrenze) können signifikanten Schaden verursachen
  - Die Flugbedingungen liegen signifikant außerhalb der Testdaten
    - Volumen der Verbindung ist 1920cu in vs 3 cu in beim Test

BOEING

Abb. 2 Übersetzung einer PowerPoint-Folie mit optimistischer Überschrift, die durch die Daten nicht gerechtfertigt wird, und zur Katastrophe führte ([7], S. 8f, Übersetzung durch den Autor). Das Shuttle ist bekanntermaßen beim Wiedereintritt in die Erdatmosphäre durch Keramikziegeln vor Hitze geschützt. Die Abkürzung „SOFI" (für „Spray On Foam Insulation") wurde ebenso beibehalten wie die drei unterschiedlichen Abkürzungen für Kubikinch: „3cu. In", „1920cu in" und „3 cu in" und die fünf nichtssagenden Verwendungen des Wortes „signifikant".

ßer Masse und Geschwindigkeit kann abgebrochenes Isolationsmaterial durchaus die Ziegel durchschlagen. Tests liegen für Materialbrocken von 3 Kubikinch vor. Das tatsächlich abgebrochene Stück Isoliermaterial (1920 Kubikinch) war 640 Mal größer. Daten hierzu liegen nicht vor. Der in der Überschrift genannte Konservativismus – d.h. der Vorschlag, in Anbetracht des möglichen Schadens nichts weiter zu unternehmen – hatte fatale Folgen: Die sieben Astronauten starben, ein Shuttle wurde völlig zerstört und die anderen drei bis auf weiteres nicht mehr verwendet. Die Untersuchungskommission der NASA kam denn auch zu folgendem Schluss: „Wann immer Informationen in einer hierarchischen Organisation nach oben weitergegeben werden – von den Leuten, die die Analysen machen über das mittlere Management zu den höchsten Ebenen der Entscheidungsträger –, werden wesentliche Erklärungen und zusätzliche Informationen weggefiltert. So ist es leicht zu verstehen, wie ein hochstehender Manager diese PowerPoint-Folie liest und nicht realisiert, dass sie eine lebensbedrohliche Situation anspricht. [...] Das Board sieht den endemischen Gebrauch von PowerPoint anstatt technischer Berichte als eine Illustration der problematischen Methoden der technischen Kommunikation in der NASA an." (Columbia Accident Investigation Board, Report; nach [7], S. 11, Übersetzung durch den Autor)

Wenn Menschen sich treffen, um voneinander zu lernen, haben sie besseres verdient als PowerPoint. Hören wir also mit dem Unsinn auf. Beschränken wir uns auf das Wesentliche; seien wir aber auch mit weniger als dem Wesentlichen nicht zufrieden. Sei uns der Name der verbreitetesten Präsentations-Software zugleich Programm: Macht (mit dem Unfug einen) Punkt!

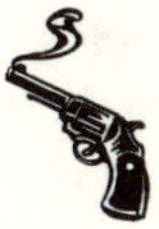

Literatur

1. Aristoteles. Über die Seele (de anima). Darmstadt: Wissenschaftliche Buchgesellschaft 1959.
2. Norvig P. PowerPoint: shot with its own bullets. Lancet 2003; 362: 343–4.
3. Stumpf M. Projecting information. Science 2004; 303: 630.
4. Tufte ER. The visual display of quantitative information. Cheshire/CT: Graphics Press 1983.
5. Tufte ER. Envisioning information. Cheshire/CT: Graphics Press 1990.
6. Tufte ER. Visual explanations. Cheshire/CT: Graphics Press 1997.
7. Tufte ER. The cognitive style of PowerPoint. Cheshire/CT: Graphics Press 2003.

Eins, zwei, viele

Schnee, Farben und (fehlende) Zahlen; Weltanschauung, Denken und (aussterbende) Sprachen

Die Eskimos hätten 9 oder 48 oder 400 Wörter für Schnee. Und wer im Urwald wohne, kenne viele Wörter für die Farbe Grün. Jeder Oberstufenschüler kennt mittlerweile solche Überlegungen zum Einfluss der Sprache auf das Denken, die bis auf Wilhelm von Humboldt (1767–1835) zurückgehen. Dieser hatte aufgrund seiner Kenntnis verschiedener Sprachen eine starke Bestimmung des Denkens durch die in jeder Sprache liegende eigentümliche Weltansicht formuliert: „Der Mensch lebt mit den Gegenständen hauptsächlich, ja ... sogar ausschließlich so, wie die Sprache sie ihm zuführt." ([8], S. 434). Erst jedoch durch zwei Amerikaner, den Linguisten und Anthropologen Edward Sapir (1884–1936) und seinen Schüler und Kollegen Benjamin Lee Whorf (1897–1941), gelangte der Gedanke, die Sprache sei eine Art Brille, durch die man die Welt betrachte, unter der Bezeichnung *linguistisches Relativitätsprinzip* oder einfach auch *Sapir-Whorf-Hypothese* zu großer Bekanntheit.

Sapir baute seinerseits auf den Untersuchungen seines deutschen Lehrers Franz Boas (1858–1942) auf, der nach seinem Doktor in Physik und wissenschaftlicher Arbeit in Geographie sowie Psychologie in die USA ausgewandert war und dort die Sprache der Indianer im Nordwesten Amerikas studierte – und die Kulturanthropologie in den USA wesentlich prägte. Sapir widmete sich bekanntermaßen den Hopi-Indianern, vor allem dem Befund, dass deren Sprache keinen Begriff von objektiver Zeit enthält. Sapir schloss daraus, dass die Hopis aus diesem Grund die Welt anders – eben gewissermaßen zeitlos – betrachten. Zwar gibt es bei ihnen Zeit als subjektiv erlebte Dauer, nicht jedoch die objektive Zeit der Dinge oder Prozesse in der Welt. Eine andere Eigenart in der Sprache der Hopi besteht darin, dass es in ihr nur ein Wort gibt für alles, was fliegt. *Masaytaka* kann *Insekt, Flugzeug* oder *Pilot* bedeuten.

In Sapirs eigenen Worten lautet das linguistische Relativitäsprinzip (manchmal auch *Humboldt-Boas-Sapir-Whorf-Hypothese* genannt) wie folgt: „Die Menschen leben weder in der objektiven Welt allein noch in der Welt der gewöhnlichen sozialen Aktivitäten, sondern hängen sehr stark von der speziellen Sprache ab, die das Medium des Ausdrucks ihrer Gesellschaft darstellt. Es ist eine Illusion zu glauben, dass man sich an die Realität ohne den Gebrauch der Sprache anpasst bzw. dass die Sprache lediglich ein zufälliges Mittel zur Lösung von Problemen der Verständigung oder des Denkens darstellt. Es ist vielmehr eine Tatsache, dass die ‚wirkliche Welt' weitgehend und auf unbewusste Weise auf den sprachlichen Gewohnheiten der Gruppe aufgebaut ist. Keine zwei Sprachen sind jemals ähnlich genug, als dass sie die gleiche soziale Realität repräsentieren würden. Die Welten, in denen unterschiedliche Gesellschaften leben, sind unterschiedliche Welten und nicht nur die gleiche Welt, versehen mit unterschiedlichen Benennungen. [...] Wir sehen und hören bzw. erfahren die Welt so, wie wir dies tun, zu einem großen Teil, weil die sprachlichen Gewohnheiten unserer Gemeinschaft uns zur Auswahl einer bestimmten Interpretation prädisponieren." ([14], S. 69, Übersetzung durch den Autor).

Whorf hatte zunächst Chemie studiert und als Ingenieur und Brandversicherungsinspektor gearbeitet, bevor er sich als Sprachforscher betätigte. Aufbauend auf Sapir und wieder im Bezug auf die Sprache der Hopi-Indianer formulierte er die Gedanken Sapirs noch schärfer, nannte den Einfluss der Sprache auf das Denken „absolut und obligatorisch" ([17], S. 214) und formulierte wie folgt:

„Wir unterteilen die Natur anhand der durch unsere Muttersprachen festgelegten Grenzen. Die Kategorien und Typen, die wir aus der Welt der Phänomene herausziehen, finden wir nicht, weil sie aus der Welt heraus dem Beobachter ins Gesicht starren; im Gegenteil: Welt erscheint uns in einem kaleidoskopartigen Fluss von Eindrücken, der durch unseren Geist geordnet werden muss. Dies geschieht im Wesentlichen durch das sprachliche System in unserem Geist. Wir teilen die Natur ein, organisieren sie in Begriffe und verleihen ihr Bedeutung, weil wir Teil einer Vereinbarung sind, die Welt in dieser Weise zu organisieren – eine Vereinbarung, die unsere ganze Sprachgemeinschaft betrifft und in den Gewohnheiten und Mustern unserer Sprache kodiert ist. Natürlich ist diese Vereinbarung impliziter und unausgesprochener Natur [...]." ([17], S. 213–14, Übersetzung durch den Autor)

Einerseits gehören diese Gedanken zu den bekanntesten der Linguistik überhaupt. In ihrer starken Form (absolut und obligatorisch) wurden sie selten vertreten, andererseits wird jedoch kaum jemand bezweifeln, dass die uns zur Verfügung stehenden Wörter und linguistischen Prozeduren unserem Denken in irgendeiner Weise ihren Stempel aufdrücken. Nicht zuletzt aufgrund vieler popularisierter Vereinfachungen wurde es unter Geistes- wie auch Naturwissenschaftlern spätestens seit den 90er-Jahren des letzten Jahrhunderts Mode, sich über diese Hypothese lustig zu machen.

Der Psychologe Steven Pinker (12) hat sich besonders durch einschlägige Kritik hervorgetan: Whorf hätte nie einen Hopi-Indianer gesehen, in deren Sprache die objektive Zeit durchaus vorkomme; Eskimos hätten zwei Wörter für Schnee, amerikanische TV-Wetterfrösche hingegen hätten sieben oder zwölf und dächten sich gelegentlich neue aus; und im Hinblick auf Farben würden alle Menschen ein knappes Dutzend an grundlegenden Farbtönen (einschließlich Weiß, Grau und Schwarz) unterscheiden. Trotz dieser scharfen Kritik ließen sich jedoch manche Wissenschaftler nicht vom rechten Pfad empirischer Forschung abbringen, und so sind wir Zeugen einer ganzen Reihe neuer interessanter Studien zum Verhältnis von Sprache und Denken.

Eine im Jahr 1999 publizierte Studie zur Farbwahrnehmung (2) beim bis heute unter Steinzeitbedingungen lebenden Stamm der Berinmo am Oberlauf des Sepik-Flusses in Papua-Neuguinea stützt die Hypothese von Sapir und Whorf. Im Gegensatz zu den als Kontrollen dienenden Engländern mit ihren acht Farbwörtern (pink, red, brown, orange, yellow, green, blue, purple) für das Kontinuum aller Farben haben die Berinmo nur fünf Wörter zur Einteilung dieses Farbraums (Wap, Wor, Nol, Mehi, Kel). Sie unterscheiden beispielsweise nicht zwischen Grün und Blau, machen jedoch innerhalb dessen, was wir (und die Engländer) Grün nennen, den Unterschied zwischen Wor und Nol. Tests zum Wahrnehmen, Erkennen, Behalten und Erinnern von Farben zeigen, dass Engländer mit dem Unterschied zwischen Wor und Nol ihre Probleme haben, die Berinmo jedoch mit Grün und Blau. Selbst wenn man die jeweils sprachlich nicht gemachte Unterscheidung trainiert (also den Engländern den Wor-Nol-Unterschied und den Berinmo den Blau-Grün-Unterschied versucht beizubringen), gelingt die Unterscheidung nur schlecht, was eindeutig auf eine sprachliche Bestimmtheit kategorialer Wahrnehmungen hinweist: „Unsere Ergebnisse aus diesen Experimenten stimmen mit der Hypothese überein, dass es einen beträchtlichen Grad an linguistischer Beeinflussung auf die Kategorisierung von Farben gibt ...", schließen Davidoff und Mitarbeiter ([2], S. 204, Übersetzung durch den Autor), die ihre Ergebnisse durch weitere Studien absicherten (13). Man kann sogar gesunden Probanden neue Farbkategorisierungen beibringen und dadurch Einfluss auf deren Farbwahrnehmung nehmen (10).
Eine im Juli 2004 publizierte entwicklungspsychologische Studie ließ das Meinungspendel wieder in die andere Richtung schwingen (7). Fünf Monate alte Säuglinge aus einer Englisch sprechenden Umgebung machten eine Unterscheidung, die es im Englischen nicht gibt, die jedoch in der koreanischen Sprache vorkommt. Erwachsene Engländer machen diese Unterscheidung nicht mehr – ganz im Gegensatz zu erwachsenen Koreanern. Daraus leiteten die Autorinnen ab, dass die Unterscheidung (ob zwei Objekte lose oder ganz genau und eng zueinander passen) kognitiv vorhanden ist und später dann sprachlich abgebildet wird oder nicht. Damit jedoch geht das Denken der Sprache voraus und nicht umgekehrt beeinflusst die Sprache das Denken.
Zwei Studien zu Zahlwörtern und Rechenfähigkeiten zweier südamerikanischer Steinzeitstämme stützen demgegenüber wieder die linguistische Relativität, d.h. den Einfluss der Sprache auf das Denken.
Der Linguist und Psychologe Peter Gordon (6) besuchte insgesamt dreimal den Stamm der Piraha, dessen knapp 200 Mitglieder als Jäger und Sammler unter Steinzeitbedingungen am Unterlauf des Amazonas in Brasilien in Dörfern zu je 10 bis 20 Bewohnern leben. Die Sprache dieses Stammes enthält nur drei Zahlwörter: „eins", „zwei" und „viele", wobei nicht einmal „eins" wirklich genau eins meint, sondern nur „so in etwa eins". Wie Gordon durch genaue Untersuchungen an insgesamt neun Stammesmitgliedern zeigen konnte, ist mit diesem Fehlen der Wörter auch eine ausgeprägte Unfähigkeit verbunden, zu quantifizieren und mit allem,

was größer als zwei ist, zu rechnen. Machte Gordon fünf Striche auf ein Blatt Papier und bat seine Probanden, mit einem Stift diese Striche zu kopieren, so wurden in mehr als der Hälfte der Fälle nur drei oder vier Striche gemalt.
Übereinstimmend mit den Befunden zum sprachgebundenen genauen Rechnen versus dem nicht sprachgebundenen groben Abschätzen (vgl. die Übersicht in [15]) konnte Gordon weiterhin feststellen, dass die Piraha grob schätzen können, nicht jedoch genau zählen oder rechnen. Seine Untersuchung liefert damit eine weitere Bestätigung für zwei unterschiedliche Formate der Repräsentation von Zahlen: ein genaues sprachliches und ein ungenaues analoges.
Die Tatsache, dass beim Fehlen der Zahlwörter die genauen Zahlen ganz offensichtlich nicht *gedacht* werden konnten, stellt einen deutlichen Hinweis für die starke Version der Sapir-Whorf-Hypothese dar. In Gordons Worten: „Die Experimente erlauben uns, die Frage zu stellen, ob Menschen, die nicht mit einem Zahlensystem Kontakt hatten, exakte Quantitäten mittelgroßer Mengen von vier oder fünf denken können. Die Antwort scheint ‚Nein' zu sein." ([6], S. 498, Übersetzung durch den Autor)
Dieses Ergebnis wird durch eine weitere Studie gestützt, die ebenfalls im Gebiet des Amazonas an 55 Mitgliedern des Stammes der Mundurukú durchgeführt wurde. Die Sprache Mundurukú, die von etwa 7 000 Eingeborenen gesprochen wird, hat genaue Wörter für eins und zwei, ungenaue Wörter für drei und vier, ein noch unspezifischeres Wort für fünf und ansonsten nur noch Wörter wie „einige" (zur Bezeichnung von Mengen von etwa 5 bis etwa 15) oder „viele" (zur Bezeichnung von Mengen von mehr als sieben oder acht). Zeigt man ihnen beispielsweise einen, zwei, drei, vier oder fünf Punkte, so verwenden sie in fast allen Fällen bei einem oder zwei Punkten das richtige Zahlwort, bei drei Punkten in knapp 80% das Mundurukú Wort für „drei", bei vier Punkten in knapp 70% das Wort für „vier" und bei fünf Punkten in nur noch 28% der Fälle das Mundurukú Zahlwort „fünf".
Auffällig ist, dass die Mundurukú gar nicht oder nur unter größter Anstrengung zählen, d.h. die Wörter in bestimmter Reihenfolge zur Bezeichnung bestimmter Mengen verwenden. Sie können jedoch auch große Mengen abschätzen und mit diesen Schätzungen operieren. Nimmt man von 80 Punkten 20 weg, so überschlagen sie das Resultat richtig, wobei sie sich nicht anders verhalten als zehn Personen einer französischen Kontrollgruppe. Sollten sie jedoch eine Zahl größer als fünf genau repräsentieren (wie beispielsweise bei der Aufgabe „7 weniger 3" die erste Zahl), so versagten sie kläglich, obwohl sie das Zahlwort für das Ergebnis kannten: Sie hatten kein Wort für „sieben" und konnten die genaue Quantität daher nicht denken. Dabei hatten sie die Aufgabe durchaus verstanden – „4 weniger 3" lösten sie meist richtig – und lagen mit ihren Lösungen auch immer über der Zufallswahrscheinlichkeit. Dies zeigt an, dass sie *in etwa*, aber nicht genau wussten, um welche Größe es jeweils ging.
Wieder zeigte sich also die Bedeutung der Zahlwörter für exakte mathematische Operationen. Im Laufe der Sprachentwicklung des Kindes kommt es – wahrscheinlich gestützt durch Abzählreime, Fingerübungen und vieles mehr – zu einer

Versprachlichung des auch bei Tieren und Kleinkindern nachweisbaren ungefähren Zahlenstrahls (3, 5) und damit zu einer „‚Kristallisierung‘ diskreter Zahlen aus einem zunächst ungenauen Kontinuum nummerischer Größe“, wie die Autoren kommentieren (11).
Denken und Sprache sind innig miteinander verknüpft. Wie sich Denken und Sprechen im Einzelnen beim Menschenkind entwickeln, wird nicht durch Nachdenken allein, sondern durch empirische Studien und Modellierungen langsam und in kleinen Schritten aufgeklärt (1, 4). Da Sprachen noch stärker vom Aussterben bedroht sind als viele Arten wie beispielsweise Vögel oder Säuger (9, 16), ist es höchste Zeit, sich um sie und ihre Weltsichten zu kümmern. Denn ganz gleich ob wir Humboldt, Sapir und Whorf stark oder schwach auffassen: Mit jeder verlorenen Sprache geht eine Weltanschauung verloren, und damit verarmen die Möglichkeiten für unsere Sicht der Dinge und damit auch für *unsere* Sicht auf uns selbst und unsere Kinder.

Literatur

1. Clark EV. How language acquisition builds on cognitive development. Trends in Cognitive Sciences 2004; 8: 472–8.
2. Davidoff J, Davies I, Debi R. Colour categories in a stone-age tribe. Nature 1999; 398: 203–4.
3. Feigenson L, Dehaene S, Spelke E. Core systems of number. Trends in Cognitive Sciences 2004; 8: 307–14.
4. Fias T, Verguts T. The mental number line: exact and approximate. Trends in Cognitive Sciences 2004; 8: 447–8.
5. Gelman R, Gallistel CR. Language and theorigin of numerical concepts. Science 2004; 306: 441–3.
6. Gordon P. Numerical cognition without words: Evidence from Amazonia. Science 2004; 306: 496–9.
7. Hespos SJ, Spelke ES. Conceptual precursors to language. Nature 2004; 430: 453–6.
8. Humboldt Wv. Ueber die Verschiedenheit des menschlichen Sprachbaues und ihren Einfluss auf die geistige Entwicklung des Menschengeschlechts. In: Flitner A, Giel K (Hrsg). W. v. H.: Werke in fünf Bänden. Bd. 3: Schriften zur Sprachphilosophie. Darmstadt: Rütten & Loening 1963 (1830); 368–756.
9. Knight W. Half of all languages face extinction this century. http//:www.newscientist.com/news/news.jsp?id=ns99994685.
10. Özgen E, Davies IRL. Acquisition of categorical color perception: A perceptual learning approach to the linguistic relativity hypothesis. J Exp Psychol Gen 2002¸131: 477–93.
11. Pica P, Lemer C, Izard V, Dehaene S. Exact and approximate arithmetic in an Amazonian indigene group. Science 2004; 306: 499–503.
12. Pinker S. The Language Instinct: How the Mind Creates Language. New York: Perennial 1994.
13. Roberson D, Davies IRL, Davidoff J. Colour categories are not universal: Replications and new evidence in favour of linguistic relativity. J Exp Psychol Gen 2000; 129: 369–98.

14. Sapir E (Mandelbaum DG [Hrsg]). Selected Writings of Edward Sapir in Language, Culture, and Personality. Berkeley, CA: University of California Press 1958 (1929).
15. Spitzer M. Genau rechnen versus grob abschätzen: Zur Neurobiologie der Mathematik. Nervenheilkunde 1999; 18 (6): 317–9.
16. Sutherland WJ. Parallel extinction risk and global distribution of languages and species. Nature 2003; 423: 276–9.
17. Whorf BL (John Carroll [Hrsg]). Language, Thought, and Reality: Selected Writings of Benjamin Lee Whorf. Cambridge, MA: MIT Press 1940.

Die Felsmalereien der Buschmänner in Afrika

Über den ganzen Kontinent Afrika verstreut sind Felszeichnungen, -malereien und -gravuren (Abb. 1). Allein in Südafrika sind etwa 15 000 Orte (6) von Felsenkunst – *Rock Art* – bekannt, die Anzahl aller Fundstellen auf dem gesamten Kontinent wird von Coulson und Campbell (2) auf eine Größenordnung von zehn Millionen geschätzt. Bis heute sind sicherlich nicht alle Bilder erfasst, geschweige denn vollständig erforscht. Es lohnt sich aber, ihnen nachzugehen.

Auf den ersten Blick handelt es sich um recht einfache Malerei, die manchen Betrachter an Kinderzeichnungen erinnert. Die Maler waren Buschmänner, die auch unter dem Namen *San* bekannt sind und heute eine kleine Minderheit der Bevölkerung Afrikas darstellen. Dies war nicht immer so. Zusammen mit den *Khoikhoi* bildeten die *San* die Gruppe der Khoisan (eine der vier großen ethnischen Gruppen Afrikas), die im Südwesten lebten. Zu den Nachfahren der *San* gehören heute u.a. die mit dem Namen *!Kung* bezeichneten Buschmänner, die in der Wüste Kalahari leben – im Wesentlichen noch immer auf Steinzeitniveau als Jäger und Sammler.

Das Ausrufungszeichen im Namen *!Kung* steht für einen durch Schnalzen der Zunge produzierten Klicklaut. Die Sprache der *San* enthielt Dutzende solcher Laute, die schwer zu orten sind und damit der Kommunikation beim Jagen sehr dienlich sind: Die Klicklaute, durch die sich die *San*-Buschmänner verständigten, können von den gejagten Tieren nur schwer geortet werden. Die *San* wurden von den technisch weiterentwickelten *Bantu*, die Ackerbau, Viehzucht und vor allem seit etwa 500 v. Chr. Metallbearbeitung (Eisen) zur Werkzeugherstellung kannten, vor etwa 900 Jahren zu-

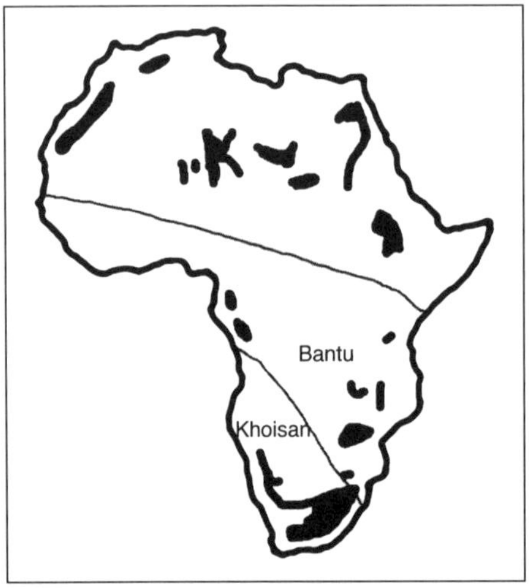

Abb. 1 Fundstellen von Felsenkunst in Afrika (schwarz dargestellt; nach [2]). Die ausgedehntesten Funde befinden sich auf dem Gebiet der heutigen Republik Südafrika. Eingezeichnet ist weiterhin die ungefähre Lage der Sprachgrenzen vor etwa 2 000 Jahren.

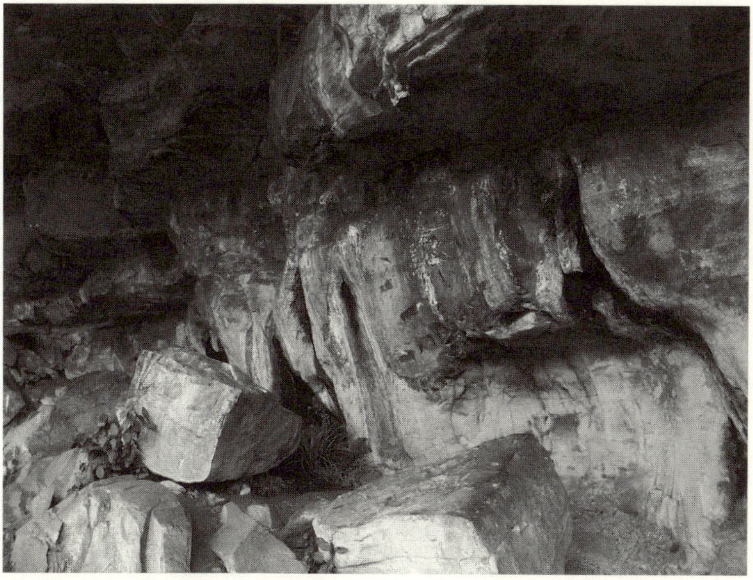

Abb. 2 Felsmalereien in der Nähe des Cathedral Peak in der Provinz QuaZulu-Natal in Südafrika. Durch den überhängenden Felsen sind sie vor Regen, Staub und anderen Quellen des Abriebs geschützt. Ihr Alter wird auf 800 Jahre geschätzt.

nächst nach Süden und dann seit etwa 300 Jahren in unfruchtbare Wüstengebiete verdrängt. Der Name *Bantu* ist eine auf den deutschen Philologen Wilhelm Heinrich Bleek (1827–1875) zurückgehende Sammelbezeichnung für eine ganze Reihe von Stämmen mit verschiedenen Sprachen und bedeutet nichts weiter als „Mensch".

Die *Bantu*-Stämme (z.B. die *Zulu, Tswana* und *Sotho*) verdrängten die San in einem langsamen Prozess. Sprache und Gene mischten sich: In den *Bantu*-Sprachen gibt es heute auch Klick-Laute, und eine genetische Untersuchung von Nelson Mandela zeigte jüngst, dass er nicht nur von den *Xhosa* (nach den *Zulu* die zweitgrößte Volks- und Sprachgemeinschaft im heutigen Südafrika), sondern eben auch von den *San* abstammt (was ihn zu der Bemerkung veranlasste, dass er also wirklich richtiger Afrikaner sei).

Die *San*-Buschmänner der Jungsteinzeit waren Jäger und Sammler, von kleiner Statur und von hellerer Hautfarbe als die *Bantu*-Schwarzafrikaner. Sie lebten in Hütten aus Gras und hinterließen praktisch nichts, was sich heute als Studienobjekt archäologischer Forschung eignet. Mit einer Ausnahme: Sie malten (Abb. 2).

Die bereits erwähnte einfache Lebensart der *San* schien zunächst die Annahme nahe zu legen, es handele sich bei den Felsmalereien im Grunde um nichts weiter als sinnloses Gekritzel oder Geschmiere, intellektuell wenig aufwändig und kulturell bedeutungslos: Steinzeitgraffiti sozusagen. Keineswegs alles ist erhalten und manches ist zudem wahrscheinlich noch nicht gefunden bzw. entdeckt. Vieles wurde jedoch in den vergangenen Jahrzehnten katalogisiert und ist dem Betrachter, der einen längeren Fußmarsch durch zuweilen unwegsames Gelände in sengender Hitze

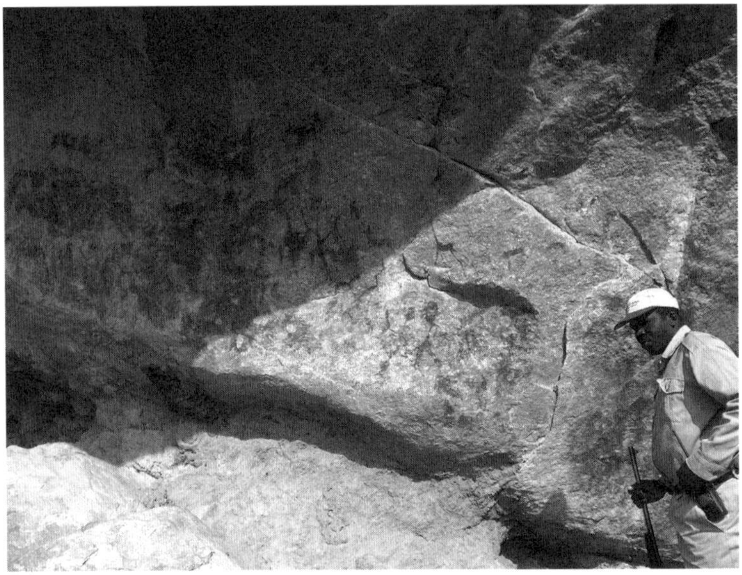

Abb. 3 Felsmalereien in der Nähe des Krüger-Nationalparks in der Provinz Mpumalanga in Südafrika, Alter dem Autor nicht bekannt. Der Ranger rechts im Bild erlaubt einen Größenvergleich: Viele Buschmann-Malereien sind erstaunlich klein, um nicht zu sagen zierlich, mit Details in der Größenordnung von einem Millimeter (vgl. Abb. 5).

nicht scheut, heute relativ leicht zugänglich. In den Nationalparks werden Besucher bei solchen Wanderungen von einem bewaffneten Ranger begleitet (Abb. 3). Betrachtet man die Malereien genauer, ist zunächst die schiere Schönheit beeindruckend (Abb. 4). Wissenschaftliche Studien zu den Felsmalereien erfolgten etwa seit den 60er-Jahren und beschränkten sich zunächst vor allem auf Katalogisierung und Beschreibung. Interpretationen waren schwierig und vor allem rein spekulativer Art: Waren die Bilder Versuche, reale Szenen abzubilden? Warum wurden sie angefertigt? In welchem Zusammenhang standen sie mit dem übrigen Leben der Menschen? Was genau ist eigentlich auf den Bildern zu sehen?
Fortschritte wurden nicht zuletzt dadurch gemacht, dass man die Bilder mit Aufzeichnungen von *San*-Nachfahren, die gegen Ende des 18. Jahrhunderts gemacht wurden, in Verbindung brachte, also Ethnographie und Archäologie miteinander verband. Dies erfolgte vor allem in Südafrika, dem Hauptfundort der Felsenmalereien und der bis heute wesentlichen Heimat der Buschmann-Nachfahren.
Betrachten wir als Beispiel die Abbildung von Menschen mit Antilopenköpfen (Abb. 5), die in den Malereien in Südafrika nicht selten zu finden sind. Nicht zuletzt, da es in Afrika eine große Tradition der Herstellung und Verwendung vielfältiger Masken gibt, ließe sich vermuten, dass hier ein Mensch dargestellt ist, der eine Antilopenmaske trägt. Schaut man jedoch genau hin, sind in den meisten dieser Darstellungen auch die Füße durch Hufe ersetzt und auf einigen Zeichnungen

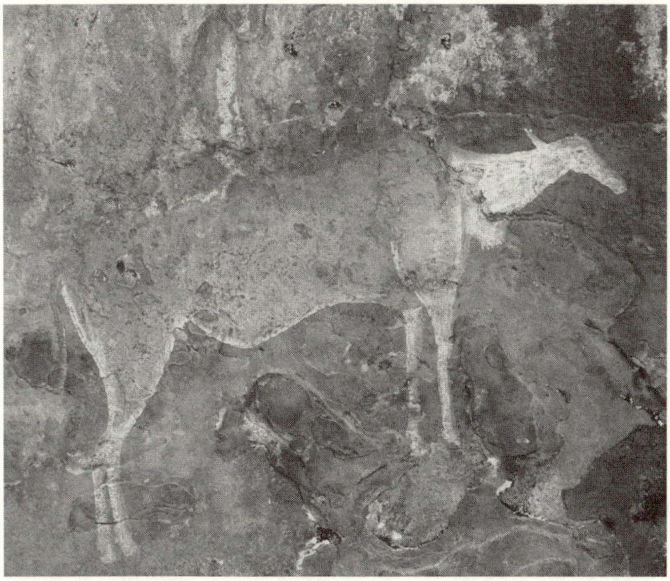

Abb. 4 Felsbild einer Eland-Antilope, einer von den Buschmännern bevorzugt gejagten Art.

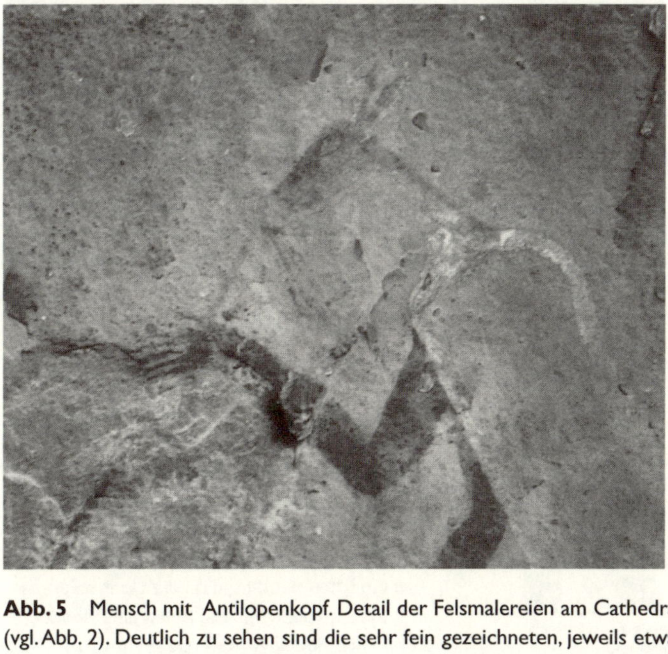

Abb. 5 Mensch mit Antilopenkopf. Detail der Felsmalereien am Cathedral Peak in Qua-Zulu-Natal (vgl. Abb. 2). Deutlich zu sehen sind die sehr fein gezeichneten, jeweils etwa einen Millimeter breiten Finger sowie das Nasenbluten (als Zeichen dafür, dass hier ein Schamane abgebildet ist).

ist Nasenbluten zu sehen. Diese Szene wiederum findet sich in Beschreibungen der Heilungsriten von Schamanen, die sich in Trance brachten, nicht selten aus der Nase bluteten und mit diesem Blut dann den Hilfe suchenden Kranken einrieben (6).
Auch mit Statistik ist den Bildern in manchen Aspekten auf die Schliche zu kommen. In nicht wenigen Bildern kommen Überlappungen der Motive vor, und man möchte meinen, es handele sich eben um jüngere Zeichnungen, die aus Platzmangel über ältere gemalt wurden (wie dies ja auch manche alten Meister bei Mangel an Leinwänden zu tun pflegten). Wenn dem so wäre, dann sollten die unteren Malereien mit denen darüber – erstens – in keiner inhaltlichen Beziehung stehen. Zweitens sollten die späteren Übermalungen auf ältere, verbleichte Malereien folgen und drittens hätten es an Felsen als Maluntergrund mangeln müssen.
Alle diese drei Annahmen erwiesen sich als falsch. Felsen gibt es in Afrika wirklich genug, und die genaue Betrachtung der Bilder zeigte keine Hinweise darauf, dass die unteren verblasster waren als die darüber bzw. davor gemalten. Den schlagendsten Beweis dafür, dass es sich bei den Überlappungen nicht um zufällige Übermalungen handelt, ergaben jedoch statistische Untersuchungen zu den Motiven im Einzelnen: Was womit übermalt wurde, erwies sich nicht als zufällig, vielmehr wurde an zwei Datensätzen, d.h. an einer ganzen Reihe von Malereien aus zwei geographisch unterschiedlichen Gebieten, nachgewiesen, dass viel häufiger Tiere über Menschen als Menschen über Tiere gemalt wurden ([6], S. 32).
Auch die Verteilung der an Überlappungen beteiligten Motive war nicht zufällig: Von 586 gemalten Eland-Antilopen waren 121 (20,6%) in Überlappungen einbezogen, von den 240 Rhebuck-Antilopen hingegen nur 12 (5%) und von den 1 253 gemalten Menschenbildnissen waren nur 58 (4,6%) ein Teil überlappender Motive (die Unterschiede sind mit einem chi2 von 116,71 mit $p < 0{,}001$ hoch signifikant). Wieder war diese Systematik nicht nur im ersten Datensatz vorhanden, sondern ganz ähnlich auch im zweiten (Abb. 6). Das bedeutet, dass die Überlappungen systematisch vom Zufall abweichen, woraus man folgern muss, dass der Maler mit ihnen etwas *meinte*.

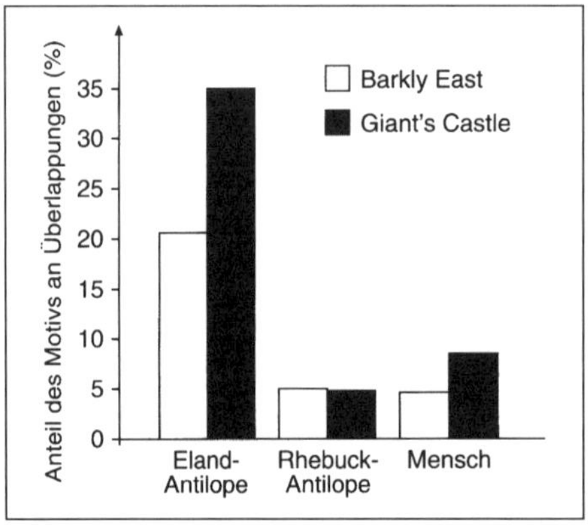

Abb. 6 Prozentualer Anteil einzelner Motive an Überlappungen (superpositions) in den Zeichnungen aus dem Gebiet Barkly East (weiße Säulen) und des Giants Castle (schwarze Säulen). Die signifikanten Abweichungen von einer Zufallsverteilung einerseits und die bemerkenswerte Übereinstimmung der beiden Datensätze (die Zeichnungen stammen von geographisch unterschiedlichen, jedoch historisch zusammenhängenden Gruppen) andererseits machen deutlich, dass die Übermalungen mit System erfolgten und ihnen eine Bedeutung zugrunde liegt (nach Daten aus [6]).

„Man muss hieraus schließen, dass die Praxis der Übermalung eines Motivs über ein anderes bewusst durchgeführt wurde und durch einen Satz von Regeln geleitet wurde, die bestimmte Kombinationen favorisierten, andere hingegen ablehnten. Diese Schlussfolgerung wiederum ist inkompatibel mit der allgemein vorherrschenden Überzeugung, dass die Malereien nur aus künstlerischen Beweggründen heraus produziert wurden, d.h. dass sie Kunst um der Kunst willen darstellen", folgert Lewis-Williams ([6], S. 45) messerscharf.
Wenn es aber keine Kunst um der Kunst Willen ist, was sich heute dem Betrachter als schön anzuschauendes bildhaftes Material an den Felsen darbietet, was ist es dann?
Ein Teil der Antwort kommt vielleicht aus der Neurobiologie des visuellen Systems, d.h. durch eine wirklich interdisziplinäre Betrachtung der Bilder aus archäologischer, ethnographischer und neurobiologischer Sicht, wie sie von Lewis-Williams (5) vorgeschlagen wurde. Er beruft sich dabei auf die Monographien von Kurt Beringer (1) und Heinrich Klüver (4) zu den Auswirkungen der Droge Meskalin beim Menschen (vgl. auch [7]). Ein wesentliches Ergebnis der sehr guten Beschreibungen war, dass die Rauschzustände keineswegs völlig ungeordnet und strukturlos sind. Im Gegenteil: „Though this be madness, yet there is method in't", um es mit Shakespeares Hamlet zu sagen.
Unter Meskalin kommt es zu bestimmten visuellen Phänomenen, die Klüver als Formkonstanten bezeichnete, bei denen es sich um immer wieder beobachtete konstante Strukturen bzw. einfache Formen von Halluzinationen handelt: Streifen, Gitter, Spinnwebmuster, Zickzacklinien, Kreise und Tunnel. Muster, die sich diesen Formen zuordnen lassen, finden sich häufig in den Felsmalereien und legen zumindest nahe, dass die Maler über Erfahrungen halluzinatorischer Erlebnisse verfügten. Dies bedeutet keineswegs, dass die Bilder im Zustand der Drogenintoxikation oder des anderswie herbeigeführten dissoziativen Erlebens gemalt wurden. Im Gegenteil: Da Trance bei den *San* mit dem Wort „zittern" beschrieben wird, die Malereien jedoch sehr klein und detailreich sind (vgl. Abb. 5), muss man annehmen, dass die Bilder *nach* den Erlebnissen entstanden sind, auf diese jedoch verweisen.
Da die Felsbilder zuweilen Strukturen des Steins mit einbeziehen, auf den sie gemalt sind, kann man weiterhin vermuten, dass sie nicht sehr lange nach den Halluzinationen produziert wurden; vielleicht in der Übergangsphase vom Halluzinieren zum normalen Sehen. Hierfür spricht die folgende Beobachtung. Nach Einnahme geringer Dosen von Halluzinogenen oder beim Anfluten bzw. beim Abklingen von deren Wirkung kommt es zu Erlebnissen, die man mit dem Begriff des *impressiven Wahrnehmungsmodus* belegt hat (3, 8). Hierunter versteht sich eine Art verstärkte Aktivierung gestaltbildender Prozesse des visuellen Systems, sodass beispielsweise Gesichter stärker hervortreten oder selbst dann gesehen werden (beim Betrachten von Wolken, Blättern oder anderen Mustern), wenn keine vorhanden sind.
Aus der Tatsache, dass die Felsmalereien immer wieder Sprünge, Kanten, Farbeinschlüsse etc. des Untergrundes einbezogen (eine weiße Gesteinsader wird mit zwei

Ohren und einem roten Ockerstrich versehen – und fertig ist das Tierbild; vgl. [6], S. 105) kann man daher ableiten, dass die Maler zustandsbedingt in den Mustern mehr gesehen haben, als der unbeeinflusste Beobachter normalerweise sieht. Vielleicht standen die Maler also unter dem impressiven Wahrnehmungsmodus, was wiederum eine schamanistische Beeinflussung der Malerei nahe legt. In diesem Fall haben die Bilder mehr bildende als abbildende Funktion, wären sie doch Teil des Ritus und nicht nur dessen Bild.

Was auch immer die Bilder bedeuten, sie sind Zeichen einer vergangenen Kultur und ziehen bis heute den Betrachter in ihren Bann. Ihre Untersuchung mit wissenschaftlichen Methoden ist möglich, ihre Interpretation jedoch bis heute durch die Daten unterbestimmt und damit letztlich offen. Optimistisch stimmt, dass die Bilder es vermocht haben, interdisziplinäres Denken zu stimulieren. Die Bilder sind damit sowohl Zeichen von vergangener und Aufgabe künftiger menschlicher Kreativität.

Literatur

1. Beringer K. Der Meskalinrausch. Berlin: Springer 1927.
2. Coulson D, Campbell A. African Rock Art. Paintings and engravings on stone. New York, NY: Abrams 2001.
3. Harrington A, Oepen G, Spitzer M. Disordered recognition and perception of human faces in acute schizophrenia and experimental psychosis. Comprehensive Psychiatry 1989; 30 (5): 376–84.
4. Klüver H. Mescal. London: Kegan Paul 1928.
5. Lewis-Williams JD. Harnessing the brain: Vision and Shamanism in Upper Palaeolithic Western Europe. In: Conkey MW, Soffer O, Stratmann D (Hrsg.). Beyond Art: Pleistocene Image and Symbol. Berkeley: University of California Press 1997; 321–42.
6. Lewis-Williams JD. A cosmos in stone. Interpreting religion and society through rock art. Walnut Creek, CA: Altamira Press 2002.
7. Lewis-Williams JD, Dowson TA. The signs of all times: Entoptic phenomena in upper palaeolithic art. Current Anthropology 1988; 29: 201–45.
8. Spitzer M. Halluzinationen. Berlin: Springer 1988.

800 Jahre Psychotherapie und Psychosomatik

Wenn eine Klinik über 8 Jahrhunderte Bestand und Weltgeltung hat, dann kann das Konzept nicht ganz falsch sein. Im Gegenteil: Effektivität und Patientenzufriedenheit müssen außergewöhnlich gewesen sein; es lohnt sich also, dieser Klinik einmal einen genaueren Besuch abzustatten.

Schon Martin Heidegger meinte, dass man nur im Schwarzwald oder in Griechenland so richtig philosophieren könne; und wenn dem Nachdenken über Gott und die Welt recht ist, was der Reflexion und Suggestion über Leib und Seele billig scheint und wenn wir einmal vom schwarzen Psycho-Wald absehen, so wundert es nicht, dass wir unsere Betrachtung auf eine Institution im historischen Griechenland lenken. An der Westküste der heutigen Türkei, 120 Kilometer nördlich der 3,5-Millionen-Stadt Izmir liegt Pergamon (3). Eine antike Stadt, deren Ruinen und Charakter noch gut erhalten sind, sodass sich der Besucher in die Welt der historischen Griechen hineinversetzen kann.

Pergamon ist uns heutzutage eigentlich nur noch vom Pergament her bekannt. Und dies ergab sich folgendermaßen: Die Stadt besaß eine Bibliothek, die mit etwa 200 000 Bänden nach derjenigen von Alexandria die zweitgrößte der Welt gewesen sein soll. Um zu verhindern, dass die Bibliothek noch größer wurde, verboten die ptolemäischen Könige von Ägypten den Export von Papyrus nach Pergamon, woraufhin die Bewohner von Pergamon damit begannen, auf Tierhäuten zu schreiben. So jedenfalls ist die Geschichte durch den römischen Schriftsteller Markus T. Varro aus dem ersten Jahrhundert vor Christus überliefert. Wahrscheinlich wurde

Abb. 1 Blick auf die Asklepion-Anlage von der Akropolis (der „Oberstadt“) von Pergamon. Der Besuch der Anlage lohnt sich noch heute; und was dem Wagner-Fan der Gang nach Bayreuth, ist dem türkischen Psychiater – und auch der türkischen psychiatrischen Gesellschaft, die dort Kongresse veranstaltet – die Fahrt zum Asklepion nach Bergama (wie die „Unterstadt“ Pergamons mit ihren ca. 60 000 Einwohnern heute heißt).

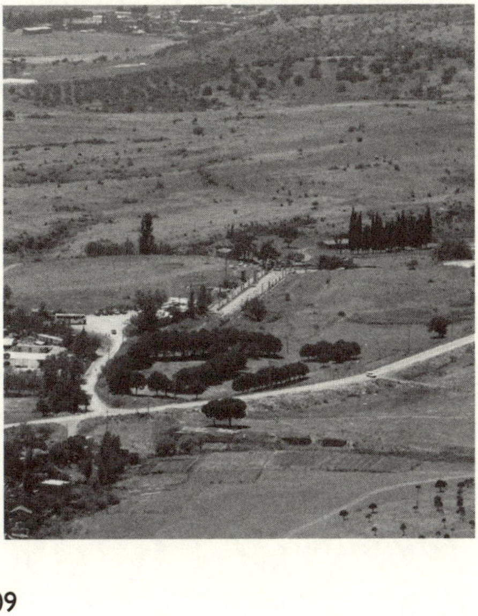

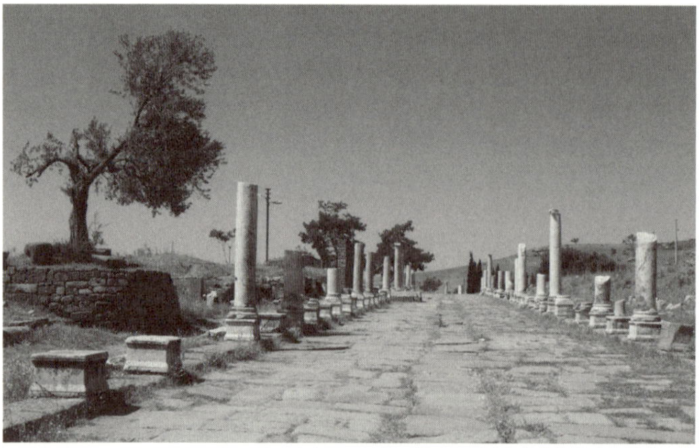

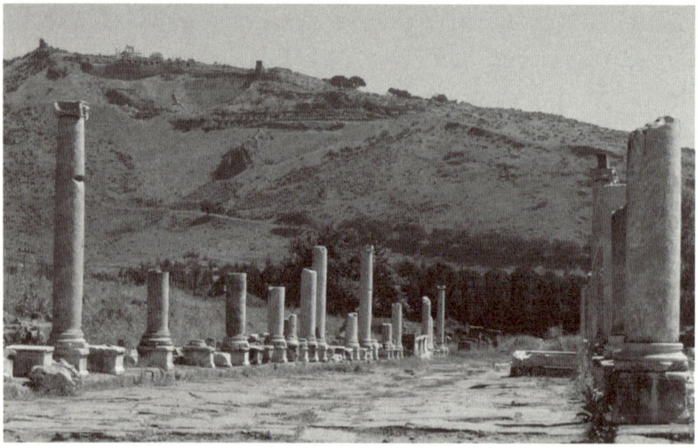

Abb. 2 Prachtstraße in Richtung Tempel/-Klinik (oben) und Blick vom Eingang des Asklepion zurück auf die Akropolis von Pergamon über die Prachtstraße, die von der Stadt zur Klinik führt (unten). Links oben im Bild erkennt man die Anlagen der Oberstadt mit ihrem in den Berg eingebetteten recht großen und steilen Amphitheater.

jedoch das Pergament schon vorher in Anatolien benutzt. Weil es sich nicht so gut rollen lässt, muss man es falten und Blatt für Blatt zu Büchern binden. Im Gegensatz zu Papyrus lässt es sich zudem beidseitig beschreiben, sodass letztlich der Werkstoff Pergament zur Form des heutigen Buches mit beitrug.

Knapp zwei Kilometer südwestlich dieser bedeutsamen kulturellen Stätte liegt *Asklepieion*, eine architektonisch interessante Anlage, die in der Literatur auch als Asklepios-Heiligtum, Asklepion-Tempel bzw. – in latinisierter Form – als Aeskulap-Tempel bezeichnet wurde (Abb. 1).

Der Funktion nach war das Asklepion eigentlich kein Tempel oder Heiligtum, sondern eine psychosomatische Klinik mit psychotherapeutischem Schwerpunkt. Wer in die Klinik wollte, musste sich von der Unterstadt aus zunächst etwa einen Kilometer zu Fuß auf den Weg machen. Die letzten 150 Meter dieses Wegs sind heute noch als „Heilige Straße" gut zu erkennen, denn die Straße wurde von Säulengängen gesäumt, sodass der Kranke im Schatten wandern konnte (Abb. 2).

Noch vor dem großen Tor der Klinik fand ein erstes diagnostisches Screening statt. Die somatisch Kranken wurden abgewiesen, ebenso die hochschwangeren Frauen.

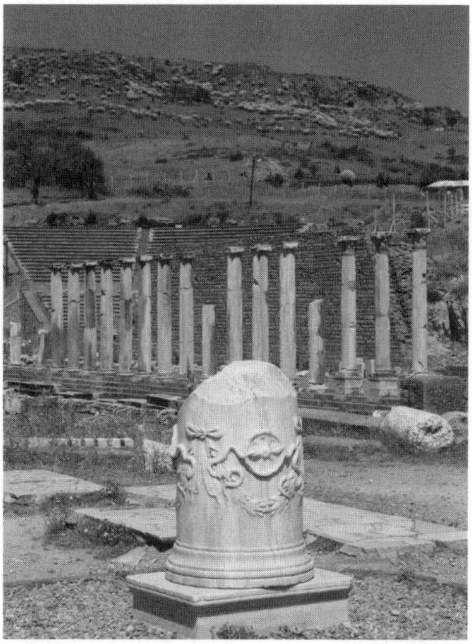

Abb. 3 Säule mit Relief, das neben der Asklepios-Schlange, dem Symbol der Heilkunst, einen Olivenzweig und den Schlafmohn zeigt. Die antioxidativen Eigenschaften von Olivenöl sind klinisch zum Teil in Doppelblindstudien nachgewiesen. Olivenöl ist – äußerlich angewendet – gut gegen Sonnenbrand und bei Einnahme hilft es zur Vorbeugung gegen Krebs und vielerlei andere Leiden. Opium konnte nicht nur Schmerzen lindern, sondern auch eine leichte Schläfrigkeit und damit Suggestibilität induzieren. Sein Gebrauch als Kulturpflanze reicht bis in die Zeit der Sumerer zurück (4).

Sie sollten nach Hause gehen, die Frauen zum Gebären und die anderen, „um dort auf Gott zu warten", wie man Ihnen gesagt hatte. Ein Euphemismus für „stirb daheim". Wer eingelassen wurde, dem wurde gesagt, dass die Götter hier auf ihn warten würden, was man ganz unterschiedlich verstehen konnte, wie wir noch sehen werden. Die Bittsteller betraten dann zunächst einen Rundbau und weitere Diagnostik – in Ermangelung heutiger Technik wohl vor allem genauere Anamnese – folgte.

Die Therapie bestand aus heutiger Sicht in einer unglaublich geschickten und wahrscheinlich sehr effektiven Kombination aus Gespräch, Suggestion, Traumdeutung und körperorientierten Verfahren wie Bädern, Aromatherapie sowie Pharmakotherapie, wie das an einer Tempelsäule gut erhaltene Steinrelief nahe legt (Abb. 3).

Dem expliziten Teil der Psychotherapie dienten unter anderem Aufführungen in einem kleinen Theater, das sich an der Nordwestecke der insgesamt rechteckigen Anlage befand (vgl. Abb. 3, links hinten). Mit seinen „nur" 3 500 Sitzplätzen war dieses zwar verglichen mit anderen Amphitheatern aus der hellenistischen Zeit recht klein (zum Vergleich: das 2 Kilometer entfernte Theater auf der Akropolis von Pergamon hatte 10 000 Sitzplätze, das in Effesus 25 000 Sitzplätze, das von Milet 15 000 – ebenso viel das in der kleinen Stadt Kaunos; [2]). Der „Kammerspielcharakter" der Aufführungen dürfte allerdings gerade wegen dieser „Intimität" seine Wirkung kaum verfehlt haben.

Auch wenn sie nicht überliefert sind, kann man davon ausgehen, dass die Aufführungen psychoedukativen Charakter hatten und den Kranken mit seiner Krankheit konfrontierten bzw. ihn über Lebensführung und Hygiene – im besten Sinne des Wortes Körper und Geist betreffend – unterrichteten.

Am wirksamsten jedoch dürfte der suggestive Teil der Therapie gewesen sein, der so ausgeklügelt angelegt war, dass er so manches Setting in so mancher heutigen psychosomatisch-psychotherapeutischen Klinik weit in den Schatten gestellt hätte. Zunächst einmal war die ganze Anlage ja gar keine „Krankenanstalt", sondern ein Heiligtum, ein Tempel, in dem man sich Besonderheiten und Wunder, die Begegnung mit Gott und allerlei andere übernatürliche Effekte versprechen konnte. Wer sich dann in entsprechender Geisteshaltung in die eigentliche Stätte der Behandlung, einen zweistöckigen Rundbau mit sechs halbrunden Apsiden begab, auf den wartete ein Eingangsritus der ganz besonderen Art: Der Therapie-Trakt wurde durch einen 80 Meter langen Tunnel betreten, in dem unter den Steinen des Fußbodens ein kleines Bächlein rauschte und noch heute rauscht (Abb. 4).
An der Decke des Tunnels befanden sich 12 kleine Öffnungen nach draußen, die als „Oberlichter" fungierten und scheinwerferartig gleißendes Schlaglicht in den ansonsten dunklen und kühlen Tunnel warfen. Das alles ist für den heutigen Besucher noch sehr eindrucksvoll. Was dieser allerdings nicht mehr erleben kann, ist Folgendes: Über jedem Oberlicht saß ein Psychotherapeut, damals „Priester" genannt, und flüsterte dem Kranken ganz spezielle, auf ihn und seine Krankheit zugeschnittene suggestive Formeln zu. Dieses Geflüster mischte sich mit dem Rauschen des Bachs und hatte daher aus zwei Gründen eine ganz besondere Wirkung: Entweder konnte der Kranke den Eindruck haben, dass er seine eigenen Gedanken im Rauschen des Baches hört. Dies dürfte die Wirksamkeit dieser Suggestionen maximal gesteigert haben, denn es sind immer die eigenen Gedanken auf die der Mensch am meisten hört. Selbst dann jedoch, wenn dem Kranken bewusst war, dass über

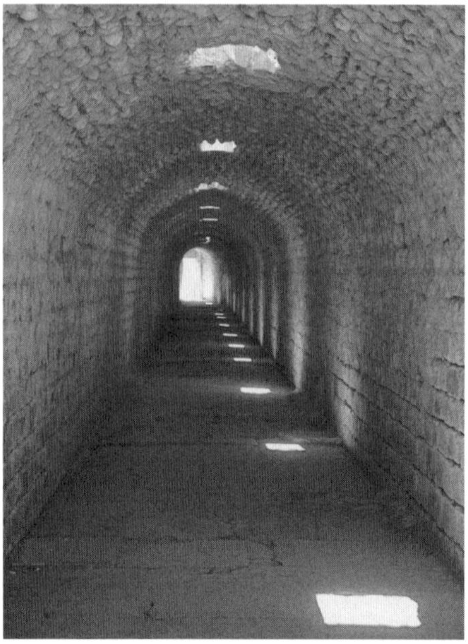

Abb. 4 Eingangstunnel zum Therapiebereich. Was man nicht sieht, ist das Rauschen eines kleinen Bachs unter den Steinplatten sowie die wohltuende frische Kühle der Luft; und was man photographisch nur schwer wiedergeben kann, ist der starke Kontrast in den Lichtverhältnissen.

den Oberlichtern ein Therapeut sitzt und spricht, war die Wirkung des Gesprochenen durch des Setting verstärkt. Denn er musste sich nicht zuletzt aufgrund des Bachrauschens anstrengen, um die Stimmen der anderen als solche zu verstehen. Je mehr kognitive Ressourcen auf derartige maskierte Inhalte verwendet werden, desto nachhaltiger wirken diese Inhalte, wie wir aus der heutigen experimentellen psychologischen Literatur wissen. Wie es also auch immer gewesen sein mag: In beiden Fällen war die Wirkung des Gesagten durch das Arrangement, in dem es gesagt wurde, maximal verstärkt.

Nach zwölf (!) derartigen Suggestionen kam der Patient dann endlich in den Tempel – das Therapiezentrum – und verbrachte dort einige Zeit in relativer Einsamkeit, sodass die Sprüche auch Zeit hatten, auf den Geist einzuwirken. Opiumdämpfe sollen geholfen haben, den suggestiblen Geist für eine Weile in Trance zu erhalten.

Ging einmal etwas schief, war also gerade jemand trotz diagnostischer Bemühungen fehldiagnostiziert worden und verstarb im Tempel, so war die Einrichtung auch darauf gut vorbereitet. Eine kleine Tür (Abb. 5) führte vom Tempel direkt ins Freie und muss der unauffälligen Beseitigung von Verstorbenen gedient haben, wie die vielen menschlichen Knochenfunde in der Nähe der Tür außerhalb des Tempels bezeugen. Wie noch heute üblich, wurden also schon damals die Toten unauffällig aus dem Krankenhaus entfernt, um die Lebenden nicht unnötig mit ihrem möglichen Schicksal – die Götter bald zu sehen – zu konfrontieren.

Waschungen und Bäder folgten der suggestiven Therapie, vielleicht auch noch Salbungen mit Olivenöl und anderen Kräuterölen, Massagen oder andere körperorientierte Maßnahmen.

Abb. 5 Völlig unscheinbar war schon vor 2 000 Jahren der Ausgang für den letzten Weg. Die Verstorbenen bekamen kein ordentliches Begräbnis, sondern wurden als „Betriebsunfälle“ letztlich mehr oder weniger „hinter der Klinik verscharrt“.

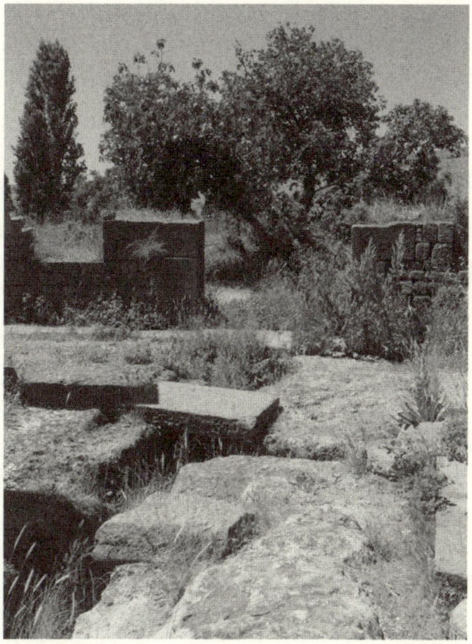

Die Behandlung insgesamt war ganz offensichtlich so erfolgreich, dass die Institution florierte: Sie war aus heutiger Sicht ein Profit-Center erster Güte, was weitere Investitionen und Wachstum der Institution ermöglichte. So wurde die Anlage über Jahrhunderte erweitert und war zunächst zur hellenistischen und später zur römischen Blütezeit das Gesundheitszentrum der damals bekannten Welt schlechthin.
In ihm wirkte kein geringerer als Galen (129–199 n. Chr.), der nach Hippokrates wohl bekannteste Arzt der Antike. Sein Vater war Architekt in Pergamon, und so gehörte Galen der Oberschicht der Stadt an. Mit 16 Jahren begann er, Medizin zu studieren und nach einigen Auslandssemestern kehrte er mit 28 Jahren – das macht 24 Semester Studium! – nach Pergamon zurück. Dort wurde er vom Chef-Psychosomatiker („Oberpriester") zum Chirurgen an die Gladiatorenschule berufen und konnte einige Jahre – wie leicht vorzustellen – viele interessante Erfahrungen machen. Mit 33 Jahren ging er dann nach Rom, wurde Leibarzt des Kaisers und fand Zeit zum Schreiben seiner Bücher, die die Medizin für eineinhalb Jahrtausende bestimmten.
Nicht nur „Starärzte", sondern auch psychotherapeutische „Starpatienten" gab es damals schon: Der Redner Aelius Aristides (118–181 n. Chr.) entstammte einer wohlhabenden Familie und erkrankte im dritten Lebensjahrzehnt. Woran, ist heute schwer zu sagen; da er jedoch erst mit 63 Jahren starb, besteht die Möglichkeit, dass seine Erkrankung eher im Bereich der Psychiatrie oder Psychosomatik angesiedelt war. Gerade die zunächst sehr lange und auch die später immer wieder erfolgenden stationären Aufnahmen und die dokumentierte starke psychische Ausgestaltung und Dramatik des Geschehens sprechen eher für ein chronisch rezidivierendes psychiatrisches bzw. psychosomatisches Geschehen. Überliefert ist übrigens eine bis heute sehr hilfreiche Intervention: Er musste einen Bericht über seine Visionen und deren Therapien verfassen, „sodass der Rest der Welt daraus Nutzen ziehen könne" ([1], S. 82).
Christentum und Psycho-Analyse vertrugen sich schon in der Antike schlecht. Mit dem Aufstieg des Christentums im 4. Jahrhundert nach Christi Geburt verlor das kultische Leben im Asklepion seine Popularität. „Die Stätte wurde allmählich von dem Schlamm der Frühlingsfluten bedeckt, der ihren Marmor vor dem Ende in Kalköfen bewahrte und überdauerte so die Zeit bis zum Beginn der Ausgrabungen..." heißt es in einem archäologischen Führer hierzu lapidar ([1], S. 74).

Literatur

1. Cimok F. Pergamon. Übersetzung aus dem Englischen: Carsten Meyer-Schlichtmann. Istanbul: A. Turizm Yayinlari 1944/2003.
2. Ögün B, Isik C. Kaunos. The results of 35 years of research (1966–2001). Izmir: Mopak 2003.
3. Radt W. Pergamon. Archäologischer Führer, 4. Auflage. Istanbul: Türkiye Turing ve Otomobil Kurumu 1989.
4. Rätsch C. Enzyklopädie der psychoaktiven Pflanzen. Aarau/Schweiz: AT Verlag 1998.

Transfer ins Leben

Ulm hat den höchsten Kirchturm der Welt, den ersten Drachenflieger der Welt und ist Geburtsort des bekanntesten Wissenschaftlers der Welt. Im Frühjahr 2004 kam eine weitere, wenn auch vergleichsweise kleine und bescheidene Weltneuheit dazu: *Das Transferzentrum für Neurowissenschaften und Lernen* (ZNL; www.znl-ulm.de) (Abb. 1). Seine Gründung ist nicht nur deshalb außergewöhnlich, weil sie in eine wirtschaftlich schwierige Zeit fällt, sondern auch, weil es sich um das weltweit erste Zentrum dieser Art handelt. Wie kam es dazu? Was soll dort geschehen? Wie wird es arbeiten?
Seit der Publikation der PISA-Studie (1–3) und dem verhältnismäßig schlechten Abschneiden der deutschen Schülerschaft im internationalen Vergleich besteht quer durch alle gesellschaftlichen Schichten und politischen Gruppen ein breites Interesse an Fragen des Lernens und der Bildung. Die Berichte und Kontroversen in den großen deutschen Print-Medien zeigen (z.B. 5–7, 11, 12), dass dieses Interesse nachhaltig ist und kein Strohfeuer zu sein scheint.
Hinzu kommt, dass die Stadt Ulm bereits im Frühjahr 2002 ihr bildungspolitisches Engagement durch die Ausrichtung eines großen und viel beachteten Bildungskongresses bekundet und die hiesige Privatwirtschaft das lebenslange Lernen der Mitarbeiter als wesentliche Aufgabe erkannt hat. Bei längerer Lebensarbeitszeit

Abb. 1 Blick auf das Ulmer Münster; im Vordergrund die ehemalige Kienlesberg-Kaserne, in der sich das ZNL (im zweiten Obergeschoss und im Dachgeschoss) befindet.

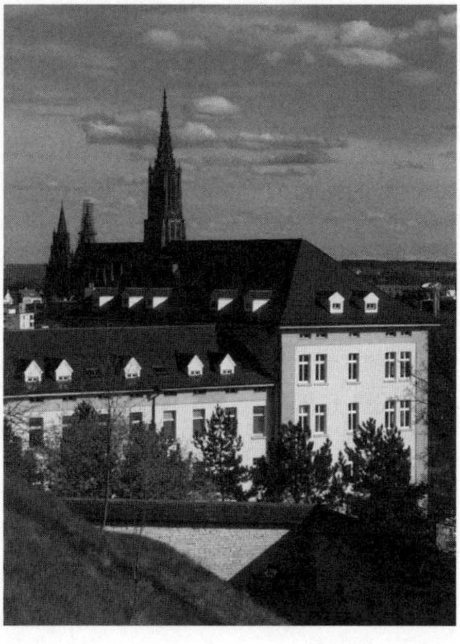

und späterer Berentung kommt gerade den Besonderheiten des Lernens im Alter eine große Bedeutung zu. – Ein Nachholbedarf in dieser Hinsicht zeigte sich nur zu deutlich: Auf der Stuttgarter Messe für berufliche Bildung im November 2003 hatte kein einziger der vertretenen professionellen Anbieter für berufliche Weiterbildung altersspezifische Angebote im Programm. – Und nicht zuletzt gibt es an der Universität Ulm zwar keine geisteswissenschaftliche Fakultät, jedoch ebenfalls ein großes Interesse am Problemfeld Lernen und an der Integration neurowissenschaftlicher Erkenntnisse in die pädagogisch-psychologische Ausbildung zukünftiger Lehrer. Als Vorteil kann es sich erweisen, dass hier – wie schon bei der Neugründung der psychiatrischen Universitätsklinik – jenseits überkommener Denkschemata die Dinge ganz neu und anders als bisher angepackt werden können.
Zieht man den Kreis der Betrachtung etwas weiter und blickt auf die Situation der Wissenschaftslandschaft, dann ist die Gründung des ZNL nur zu verstehen vor dem Hintergrund des beispiellosen Aufschwungs der *kognitiven Neurowissenschaft* im letzten Jahrzehnt. Dieser jüngste Bereich der Gehirnforschung befasst sich mit höheren geistigen Leistungen und deren Entstehung in Netzwerken neuronaler Strukturen. Wesentlich mitverursacht wurde der Erkenntnisfortschritt durch neue Methoden, insbesondere die Methoden der funktionellen Bildgebung. Mithilfe der funktionellen Magnetresonanztomographie (fMRT) ist es heute möglich, dem Gehirn beim Vollbringen höherer geistiger Leistungen gleichsam zuzuschauen. Hierdurch lassen sich heute Antworten auf Fragen finden, die vor 10 Jahren noch keiner zu stellen wagte (8–10).
Seit der Eröffnung der Abteilung für Psychiatrie III des Universitätsklinikums Ulm vor 7 Jahren im Juni 1998 liegt der Forschungsschwerpunkt dieser Abteilung dezidiert auf der kognitiven Neurowissenschaft, d.h. auf dem Studium höherer geistiger Leistungen mit den heute zur Verfügung stehenden Methoden der nicht-invasiven Gehirnforschung am Menschen. In diesem Rahmen wurden seit Jahren Untersuchungen zu Lernprozessen durchgeführt und daher eine beträchtliche Expertise in Planung und Durchführung grundlagenwissenschaftlicher experimenteller Untersuchungen erworben.
Ermöglicht durch Spenden sowie durch ein auf 5 Jahre angelegtes Kooperationsprojekt mit der Firma Daimler-Chrysler wurde ebenfalls im Frühjahr 2004 ein Magnetresonanztomograph modernster Bauart in Betrieb genommen, der vor allem Forschungszwecken dienen soll. Damit steht neben den bereits existierenden Labors für EEG, TMS und Neuropsychologie auch eine wesentliche Methode für die Erforschung von Lernprozessen vor Ort zur Verfügung.
Im Hinblick auf die *internationale politische Landschaft* ist zudem Folgendes von Bedeutung: Das Zentrum für Bildungsforschung und Innovation der OECD (Organisation for Economic Co-operation and Development) hat am 23. November 1999 das Projekt *Erziehungswissenschaften und Gehirnforschung* (learning sciences and brain research: potential implications for education policies and practices) ins Leben gerufen. Der Zweck dieses Projektes, an dem wir seit dem Jahr 2000 aktiv beteiligt

sind, besteht darin, die Zusammenarbeit zwischen Erziehungswissenschaftlern und Gehirnforschern zu begründen und zu fördern. Gleichzeitig wurde der Kontakt zwischen Wissenschaftlern und den für die Bildungspolitik Verantwortlichen hergestellt, um über Möglichkeiten der Kooperation und des Wissenstransfers zu beraten. Hierbei wurde sehr deutlich, dass die Gehirnforschung bereits heute Ergebnisse aufweist, die man in die Praxis umsetzen kann und sollte bzw. muss, wenn man die Bildungssysteme effizienter gestalten will (4).

Die Idee des ZNL wurde schließlich im Rahmen der Regierungserklärung der Ministerin Dr. Annette Schavan am 27. März 2003 erstmals der Öffentlichkeit vorgestellt. In dieser Erklärung, betitelt: *Verantwortung fördern, Qualität entwickeln, Bildung und Erziehung stärken*, findet sich der folgende Absatz:

„Der Bildungskongress im vergangenen Jahr in Ulm hat uns deutlich gemacht, wie wichtig die Ergebnisse der Hirnforschung für die Weiterentwicklung unseres Bildungswesens sind, hier ist Kooperation zwischen den medizinischen Fakultäten und den Pädagogen notwendig. Deshalb prüfen wir derzeit auf Vorschlag von Herrn Prof. Spitzer in Ulm die Einrichtung eines Instituts an der medizinischen Fakultät der Universität Ulm, das sich mit speziellen Fragen des Lernens und der Entwicklung von Lernstrategien aus der Perspektive der Hirnforschung beschäftigt."

In seiner Regierungserklärung vom 29. Oktober 2003 formulierte Ministerpräsident Erwin Teufel dann das Projekt noch einmal sehr klar:

„Wir werden zudem an der Medizinischen Fakultät der Universität Ulm ein Transferzentrum für Neurowissenschaften und Lernen einrichten, das sich mit speziellen Fragen des Lernens und der Entwicklung von Lernstrategien aus der Perspektive der Hirnforschung beschäftigen wird. Die gewonnenen Erkenntnisse dieser bundesweit einzigartigen Einrichtung sollen vor allem für die Ausbildung und Fortbildung von Lehrkräften und Erzieherinnen nutzbar gemacht werden."

Aus Mitteln der Landesstiftung Baden-Württemberg, des Kultusministeriums Bayern, der Stadt Ulm und der Jugendstiftung der Sparkasse Ulm wurde die Idee mit der Einweihung des ZNL am 28. April 2004 realisiert (Abb. 2).

Im ZNL sollen drei Ziele verfolgt werden:

1. Es geht um die Erforschung von Lernprozessen beim Menschen mit den neuen, heute zur Verfügung stehenden Mitteln.
2. Darüber hinaus geht es um die Umsetzung dieser Erkenntnisse in den Alltag konkreter Lernsituationen, vom Kindergarten über Schule und Hochschule bis hin zur beruflichen Aus- und Weiterbildung.
3. Dieser Transfer soll der Forschung in die Praxis auch durch Projekte im Bereich der Schulentwicklung sowie der Ausbildung von Multiplikatoren für die Fortbildung von Lehrkräften in den verschiedensten Bereichen begleitet werden.

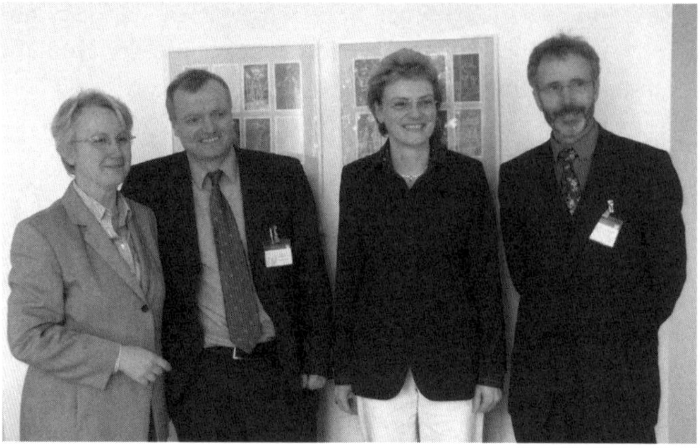

Abb. 2 Setzen sich gemeinsam für ein an neurowissenschaftlichen Erkenntnissen orientiertes Lernen ein: Ministerin Dr. Annette Schavan, der Autor (und Leiter des ZNL), bay. Kultusministerin Monika Hohlmeier und Schulamtsleiter Wolfgang Schiele (von links nach rechts).

Diese Dreiteilung von Forschen, Anwenden und Lehren entspricht damit sehr alten, nicht zuletzt auf Wilhelm von Humboldt zurückgehenden Idealen für universitäres Leben und Wirken.
Die Arbeit am ZNL wird durch eine kleine Zahl von festen Mitarbeitern sowie von Doktoranden und motivierten assoziierten Lehrkräften aus der Praxis bewältigt. In Zusammenarbeit mit Vorschulen, vor allem mit Schulen und mit Institutionen der beruflichen Weiterbildung werden grundlagenwissenschaftlich gewonnene Einsichten unmittelbar in anwendungsbezogene Projekte umgesetzt. In der Medizin hat sich die enge Verzahnung von Grundlagenwissenschaft und klinischer Anwendung eindeutig bewährt. Dieses Modell wird im Transferzentrum für Neurowissenschaften und Lernen auf die Pädagogik übertragen. Die Zusammenarbeit mit motivierten Lehrenden, Schulen bzw. Schulbehörden und Betrieben ist unabdingbar.
Abschließend sei noch einmal Ministerin Dr. Annette Schavan zitiert: „Die Gehirnforschung ermöglicht uns einen neuen, mit wissenschaftlichen Methoden erforschten Zugang zum Lernen. In der Bildungspolitik wird Baden-Württemberg diese Erkenntnisse umsetzen, um international einen Spitzenplatz zu erreichen."
Es ist zu hoffen, dass dieses sehr ungewöhnliche und weltweit einmalige Projekt bald Früchte trägt und zu einer nachhaltigen Verbesserung des Lernens in vielen Lebensbereichen führt.

Literatur

1. Baumert J, Artelt C, Klieme E, Neubrand M, Prenzel M, Schiefele U, Schneider W, Tillmann KJ, Weiß M (eds.). PISA 2000. Die Länder der Bundesrepublik Deutschland im Vergleich. Opladen: Leske + Budrich 2002.
2. Baumert J, Artelt C, Klieme E, Neubrand M, Prenzel M, Schiefele U, Schneider W,

Tillmann KJ, Weiß M (eds.). PISA 2000. Ein differenzierter Blick auf die Länder der Bundesrepublik Deutschland. Opladen: Leske + Budrich 2003.
3. Cortina KS, Baumert J, Leschinsky A, Mayer KU, Trommer L (eds.). Das Bildungswesen in der Bundesrepublik Deutschland. Reinbek: Rowohlt 2003; 906.
4. OECD. Understanding the brain. Towards a new learning science. Paris: OECD Publications 2002.
5. Paulus J. Lernrezepte aus dem Hirnlabor. DIE ZEIT 2003; 38: 11.
6. Scheich H. Lernen unter der Dopamindusche. DIE ZEIT 2003; 39: 18.
7. Spitzer M. Medizin für die Pädagogik. DIE ZEIT 2003; 39: 18.
8. Spitzer M. Verstoßen im Scanner: Ablehnung schmerzt. Nervenheilkunde 2003; 22: 486–7.
9. Spitzer M. Der Mandelkern und die meta-kognitive Kernkompetenz. Nervenheilkunde 2003; 22: 216–9.
10. Spitzer M. Konsolidierung und Rekonsolidierung. Nervenheilkunde 2003; 22: 54–6.
11. Spitzer M. Medizin für die Schule. Nervenheilkunde 2003; 22: 427–32.
12. Spitzer M. Gehirnforschung und lebenslanges Lernen. In: Schavan A (Hrsg.). Bildung und Erziehung. Frankfurt: Suhrkamp Verlag 2004; 64–89.

Sollen wir Wasser trinken?

Evidenzbasierte Medizin: Risiken und Nebenwirkungen

Seit alters her wird behauptet, dass Wasser gut gegen den Durst sei und unter Umständen bei starkem Durstgefühl sogar lebensrettend sein kann. Die Säftelehre des Hippokrates belegt die dem Flüssigkeitshaushalt bereits im Altertum zugemessene Bedeutung ebenso sehr wie die Überlegungen Galens zu den vier Säften des Körpers und den daraus resultierenden Temperamenten. Das Trinken war auch für Aristoteles zusammen mit dem Tanzen zu Ehren der Götter wesentlich und selbst das finstere Mittelalter ist für seine Ess- und Trinkgelage bekannt (1). Auch in jüngerer Zeit wurden immer wieder aufgrund rein klinischer Anschauung entsprechende Behauptungen über die Notwendigkeit des Wassertrinkens, insbesondere bei der Durchquerung von Trockengebieten, aufgestellt (12).
Andererseits sind die Gefahren des übermäßigen Wasserkonsums nicht nur Gegenstand vielfältiger klinischer Beobachtungen (für Kasuistiken: [9, 10]), sondern auch durch pathophysiologische und epidemiologische Studien eindeutig belegt. In einer Übersicht von Bhananker und Mitarbeitern (4) wird die Mortalität schwerer Wasserintoxikationen mit über 50% angegeben, was die Autoren zu dem Schluss veranlasst, dass dieses Bild der Vergiftung ernst zu nehmen und potenziell letal ist. Aus epidemiologischer Sicht gehört der Tod durch Ertrinken zu den häufigeren unfallbedingten Todesursachen (7, 14, 17). So formulieren Bierens und Mitarbeiter (5) prägnant: „Recent epidemiologic data have shown that the burden of drowning is much greater than expected." Was dabei gerne übersehen wird, ist die Tatsache, dass dies in praktisch jedem Einzelfall den Kontakt mit einer Überdosis des Lösungsmittels Wasser impliziert, gehört doch das Ertrinken in Alkohol oder anderen organischen Lösungsmitteln eher in den Gegenstandsbereich folkloristisch ausgestalteten Wunschdenkens.
Die gegenwärtige Datenlage lässt sich daher zunächst dahingehend zusammenfassen, dass aus klinischer Sicht bzw. nach Expertenmeinung (dem bekanntermaßen schwächsten Kriterium empirisch gesicherten Wissens) offen ist, ob die Auswirkungen von Wasser auf den Menschen insgesamt positiv oder negativ zu beurteilen sind.
Methodik: Um hier mehr Klarheit zu schaffen, wurde nach den QUOROM-Richtlinien (QUality Of Reporting Of Meta-analyses; vgl. [13]) eine Literaturrecherche nach placebokontrollierten, randomisierten Doppelblindstudien zu den Effekten von Wasser auf die menschliche Gesundheit in Datenbanken wie Medline, Embase und der Cochran Library durchgeführt. Um den Suchraum nicht unnötig einzuengen, wurden die Stichwörter „aqua dest.", „Trinkwasser" und „Intoxikation"

nicht verwendet, sondern lediglich die Boolsche Konjunktion „Wasser“ und „Gesundheit“ zur Suche eingesetzt. Auch war die Wasserqualität ebenso wenig a priori eingeschränkt wie die Darreichungsform (p.o., rektal, i.v.) und die Dosierung. Selbst die Anwendung zusätzlicher in Wasser gelöster Stoffe wurde nicht von vornherein als Ausschlusskriterium verwendet, um eventuelle zur Herbstzeit im Bayerischen durchgeführte größere Erhebungen zum Konsum eines wässrig-alkoholischen Hopfenauszugs nicht zu übersehen. Einziges Ausschlusskriterium war lediglich die Abwesenheit einer Kontrollgruppe.

Outcome-Definition: Als Endpunkte potenzieller Studien wurden eine wesentliche Verbesserung oder Verschlechterung des Gesundheitszustandes, gemessen mit verschiedenen Skalen zur Abbildung des Allgemeinzustands der Patienten, definiert.

Meta-Analyse: Gemäß dem üblicherweise verwendeten statistischen Ansatz wurden die spezifizierten Outcome-Variablen in den Wasser- und Kontrollgruppen mittels Wahrscheinlichkeitsverhältnissen (odds-ratios) quantifiziert, wobei für die Schätzungen 95%-Konfidenzintervalle zugrunde gelegt wurden. Zur Zusammenfassung der Ergebnisse unterschiedlich großer Studien wurden die gewichteten Effektstärken bestimmt und die „numbers needed to treat“ (d.h. die Anzahl der zu behandelnden Patienten, um bei einem Patienten einen sicheren Therapieeffekt zu erzielen) ermittelt. Zur statistischen Aufarbeitung der Daten wurde das Softwarepacket SPSS in der Version 12 (www.spss.com/de) eigens angeschafft.

Ergebnisse: Mit der verwendeten Suchstrategie konnte keine Studie identifiziert werden, die den üblicherweise angesetzten Kriterien genügt.

Diskussion: Noch zu Zeiten seines eigenen praktischen Jahres erlebte der Autor, dass der Professor auf Nachfrage bezüglich der Wirksamkeit von im Studium noch nie gehörten Therapieformen (wie „roborierende Maßnahmen“, „Abwehrstärkung“ oder „eine Injektion aus psychologischen Gründen“) mit „wir sehen Erfolge“ antwortete. Dies kann nicht hingenommen werden, und es ist ein unbestreitbarer methodischer Fortschritt der Medizin, dass Studenten sich heute nicht mehr scheuen, nach der Datenlage im Hinblick auf eine bestimmte Therapie zu fragen. Es ist gut, dass Expertenmeinungen durch randomisierte, placebokontrollierte Doppelblindstudien abgelöst wurden. Man denke nur an die Situation bei der Hormonsubstitutionsbehandlung postmenopausaler Frauen: Zunächst schien die Expertenmeinung eindeutig nahe zu legen, dass Östrogene – wenn schon nicht ins Trinkwasser – so doch wenigstens zu den Grundnahrungsmitteln von Frauen ab 50 Jahre gehören sollten. Hier haben groß angelegte methodisch sauber durchgeführte Studien das genaue Gegenteil erbracht und gezeigt, dass Hormone für die Frauen ab 50 eher gefährlich sind als salutogen wirken (3). Was jedoch den Östrogenen (im Trinkwasser) recht ist, das sollte dem Wasser (im Trinkwasser) billig sein!

Bekanntermaßen sind es nicht selten so genannte Kohorteneffekte, d.h. Einflüsse der jeweilig untersuchten Altersgruppe, die klinische Beobachtungen verzerren und letztlich unbrauchbar machen: Eine Studie an 132 älteren Menschen (über 65

Jahre) ergab, dass die Anzahl der Items im Kühlschrank eines aus dem Krankenhaus Entlassenen eng mit der Wahrscheinlichkeit korreliert, nach einem Monat wieder aufgenommen zu werden (6). Da Sprudelflaschen gerade in der wärmeren Jahreszeit meist im Kühlschrank aufbewahrt werden, ist ein Zusammenhang nicht auszuschließen. Doch wurde nur die Anzahl und nicht die Art der Items publiziert und da die Richtung der Kausalität nicht feststeht (stirbt derjenige, der nichts getrunken hat, oder führte der einzig vorhandene Sprudel zur Intoxikation), muss die Frage des Kohorteneffektes vor diesem Hintergrund offen bleiben.

Entgegen solchen sehr eng fokussierten Überlegungen lässt sich aus einer eher dem Weitwinkel analogen Betrachtungsweise das Folgende anführen: Es scheint Sachverhalte zu geben, die jedem unmittelbar plausibel sind und die daher der empirischen Überprüfung nicht bedürfen: Sätze wie „Morgen geht die Sonne auf.", „Bei Regen wird die Erde nass." oder „Hysterikerinnen machen Männern Probleme." scheinen allgemein bekannte Wahrheiten auszudrücken, die niemand in Frage stellt und zu denen daher keiner eine Studie plant oder gar durchführt. Insbesondere von soziologischer Seite wurde in diesem Zusammenhang immer wieder davor gewarnt, dass empirisch orientierte Mediziner machtbesessenen Monstern gleichkommen, die keine Ruhe geben, bis sie auch den letzten Winkel unseres Daseins unter ihre Kontrolle gebracht haben: Was wir essen, wie wir unsere Freizeit gestalten, wann und wie oft wir uns paaren und ob daraus Kinder hervorgehen, wird vom medizinisch-industriellen Komplex ebenso bestimmt wie der Wahn nach Jugendlichkeit und Idealfigur. Abiturientinnen, die sich zum Schulabschluss eine Brustvergrößerung wünschen – und dem Ausdruck „Abi-Bälle" damit eine ganz neue Bedeutung verleihen – (8), lassen uns zu Zeitzeugen einer Entwicklung werden, deren Skurrilität kaum zu überbieten ist. Vor dem Hintergrund der zunehmenden Gesundheitskosten muss man sich hier denjenigen anschließen, die (unter dem Stichwort *medicalisation*) davor warnen, die Medizin auf allzu viele Bereiche des täglichen Lebens auszuweiten.

Gerade die politisch-soziologische Analyse der Problematik ergibt jedoch ein komplexes Zusammenspiel teilweise antagonistischer Strömungen, die uns möglicherweise bislang vor dem Schlimmsten bewahrt haben: Unsere Wasser- und Energieversorgung liegt bekanntermaßen in den Händen eines Oligopols von Großkonzernen, die gar kein Interesse daran haben können, die Grundlage ihrer satten Profite auf den wissenschaftlichen Prüfstein randomisierter, kontrollierter Studien zu stellen. Selbst jedoch, wenn sie es täten, wären die Ergebnisse mit großer Vorsicht zu betrachten. Entsprechende Meta-Analysen konnten nachweisen, dass wissenschaftliche Studien, die mit Industriemitteln finanziert werden, mit vergleichsweise größerer Wahrscheinlichkeit zu für das jeweilige Produkt positiven Ergebnissen führen (2). Auch könnten – wie die jüngste Vergangenheit eindrücklich zeigt (11) – negative Ergebnisse zurückgehalten werden, um auf diese Weise einen *publication bias* absichtlich zu erzeugen, der Studien, die für den menschlichen Wasserkonsum sprechen, künstlich in den Vordergrund rückt.

Die Diskussion zeigt ein insgesamt sehr komplexes, heterogenes und in jedem Falle multifaktorielles Geschehen. Man könnte nun meinen, dass sie – zumal von einem Autor mit philosophischem Universitätsabschluss im Herzen Kontinentaleuropas verfasst – ein typisches Beispiel deutschen intellektuellen Hochmuts darstellt. Dies wäre jedoch ein Irrtum, denn auch aus Großbritannien, dem Mutterland der Empirie, kommen entsprechende, nicht minder deutliche Arbeiten zum Thema. Smith und Pell (15) beispielsweise wandten die Methodik der *evidence based medicine* auf die Frage an, ob Fallschirme zur Reduktion der Verletzungsgefahr beim Fall aus großer Höhe geeignet sind. Sie kommen zu dem Ergebnis, dass man hierzu nichts sagen könne, da letztlich keine geeigneten Studien vorliegen. Sie kommentieren dies wie folgt: „As with many interventions intended to prevent ill health, the effectiveness of parachutes has not been subjected to rigorous evaluation by using randomised controlled trials. Advocates of evidence based medicine have criticised the adoption of interventions evaluated by using only observational data. We think that everyone might benefit if the most radical protagonists of evidence based medicine organised and participated in a double blind, randomised, placebo-controlled, crossover trial of the parachute." (15, S. 1459)

Ich möchte nicht so weit gehen wie meine britischen Kollegen und den hartgesottenen Empirikern unter den wissenschaftlich denkenden Kollegen randomisierte Durstversuche oder doppelblinde Trinkexzesse vorschlagen. Das Fazit, dass auch die evidenzbasierte Medizin ihre Risiken und Nebenwirkungen birgt und wie alles im Leben *mit Verstand* anzuwenden ist (16), scheint mir jedoch unausweichlich.

Literatur

1. Adelberger M. Um die Wurst: vom Essen und Trinken im Mittelalter. Wien Museum Karlsplatz 2004: www.wienmuseum.at/2823.htm
2. Als-Nielsen B, Chen W, Gluud C, Kjaergard LL. Association of funding and conclusions in randomized drug trials: a reflection of treatment effect or adverse events? JAMA 2003; 90 (7): 921–8.
3. Banks E, Reeves G, Beral V et al. Impact of use of hormone replacement therapy on false positive recall in the NHS breast screening programme: results from the Million Women Study. Br Med J 2004; 328 (7451): 1291–2.
4. Bhananker SM, Paek R, Vavilala MS. Water intoxication and symptomatic hyponatremia after outpatient surgery. Anesth Analg 2004; 98: 1294–6.
5. Bierens JJ, Knape JT, Gelissen HP. Drowning. Curr Opin Crit Care 2002; 8: 578–86.
6. Boumendjel N, Herrmann F, Girod V, Sieber C, Rapin C-H. Refrigerator content and hospital admission in old people. Lancet 2000; 356: 563.
7. DeNicola LK, Falk JL, Swanson ME, Gayle MO, Kissoon N. Submersion injuries in children and adults. Crit Care Clin 1997; 13: 477–502.
8. Engelke A. TV-Sprüche in „Anke Late Night" am 17.6.2004. Bild.de: www.bild.t-online.de/ BTO/showpromis/2004/06/18/tv/tv.html

9. Farrell DJ, Bower L. Fatal water intoxication. J Clin Pathol 2003; 56: 803–4.
10. Krandick G, Mantel K. Unfälle durch Ertrinken im Kindesalter. Fortschritte der Medizin 1990; 108: 527–30.
11. Marshall E. Burried data can be hazardous to a company's health. Science 2004; 304: 1576–7.
12. May K. Durch die Wüste. Gesammelte Werke, Bd 1. Bamberg, Radebeul: Karl-May-Verlag 1952.
13. Moher D, Cook DJ, Eastwood S, Olkin I, Rennie D, Stroup DE. Improving the quality of reports of meta-analyses of randomised controlled trials: the QUOROM statement. Quality of reporting meta-analyses. Lancet 1999; 354: 1986–00.
14. Moon RE, Long RJ. Drowning and neardrowning. Emerg Med (Fremantle) 2004; 14: 377–86.
15. Smith GCS, Pell JP. Parachute use to prevent death and major trauma related to gravitational challenge: systematic review of randomised controlled trials. Br Med J 2003; 327: 1459–61.
16. Spitzer M. Rot und Regeln, Klaviere und Elfenbein. Wie man Werte zerstört, wenn man Denken verbietet. Nervenheilkunde 2003; 22 (5): 220–1.
17. Weinstein MD, Krieger BP. Near-drowning: epidemiology, pathophysiology, and initial treatment. J Emerg Med 1996; 14: 461–7.

Sachverzeichnis